Pflege PRAXIS

Gabriela Koslowski

Sexuelle Übergriffe und Gewalt im Pflegealltag

So setzen Sie sich erfolgreich zur Wehr – ein Handlungsleitfaden für Pflegekräfte

»Nicht mit mir!« Raus aus der Opferrolle

schlütersche

Gabriela Koslowski studierte praktische Psychologie und psychologische Beratung. Sie arbeitet als selbstständige psychologische Beraterin und Psycho-Coach in ihrem eigenen Unternehmen »Lebensspur.org«. Als Lehrerin für Pflege war sie mit den Fächerbereichen Pflege, Geragogik und Psychologie 18 Jahre lang an verschiedenen Schulen tätig. Als Mentalcoach hält sie heute Vorträge und gibt Seminare in der Gesundheitsbranche und Unternehmen und arbeitet als zertifizierte Mediatorin. In ihrer 12-jährigen Tätigkeit als examinierte Krankenschwester arbeitete sie auf einer internistischen Station.

»Sie selbst sind der einzige Mensch, der genau weiß, wo seine eigene individuelle Grenze ist.«

GABRIELA KOSLOWSKI

Bibliografische Information der Deutschen Nationalbibliothek
Die Deutsche Nationalbibliothek verzeichnet diese Publikation in der Deutschen Nationalbibliografie; detaillierte bibliografische Daten sind im Internet über http://dnb.de abrufbar.

ISBN 978-3-8426-0864-1 (Print)
ISBN 978-3-8426-9114-8 (PDF)
ISBN 978-3-8426-9115-5 (EPUB)

Lektorat: Claudia Flöer, Text & Konzept Flöer
Covermotiv: Farknot Architect – stock.adobe.com
Covergestaltung und Reihenlayout: Lichten, Hamburg
Satz: Sandra Knauer Satz · Layout · Service, Garbsen
Druck und Bindung: Salzland Druck GmbH & Co. KG, Staßfurt

Inhalt

Vorwort

Warum schreibe ich dieses Buch? Weil es noch keines gibt! Es gibt Bücher darüber, dass Pflegekräfte Gewalt und sexualisierte Gewalt ausüben: gegenüber Patient*innen, Bewohner*innen und Angehörigen. Doch es wird nie darüber geschrieben, was Pflegende, Ärzte/-innen, Physiotherapeut*innen, Auszubildende in Krankenhäusern, Altenheimen oder in ambulanten Pflegediensten erleben. Sexuelle Übergriffe sind seit vielen Jahrzehnten ein Tabu.

Pflegende haben unglaublich hohe fachliche und soziale Kompetenzen. Doch daneben benötigen sie auch eine klare Haltung gegenüber sexuellen Übergriffen. Sie brauchen die Möglichkeit, sich erfolgreich zu wehren – verbal und nonverbal.

In meiner jahrelangen Arbeit bin ich in Einzelsitzungen und in über 1.000 Seminaren mit Gruppen, Teams, Leitungskräften, Ärzt*innen, Auszubildenden und Geschäftsführer*innen immer wieder auf das Thema »Sexuelle Übergriffe und sexuelle Gewalt« gestoßen. Ich spürte immer wieder die Hilflosigkeit, hörte immer wieder dieselben Fragen: »Wo bekomme ich Hilfe?« – »Gibt es einen Handlungsleitfaden?« – »Gibt es Strategien, damit umzugehen?« Das sind Fragen, die mich sehr beschäftigt haben, und so habe ich lange recherchiert.

Ich fand einige Facharbeiten und Artikel zu der Thematik, jedoch kein Buch, in dem es darum geht, Mitarbeiter*innen im Gesundheitswesen, die sexuelle Übergriffe erlebt haben, zu interviewen und dann mit ihnen einen individuellen Handlungsleitfaden zu erarbeiten, der ihnen hilft, aus der Opferrolle herauszutreten, Sicherheit und Selbstbewusstsein zu erlangen. Erschreckend empfand ich, dass es selbst bei einem Leitfaden der Bundesregierung zum Thema sexualisierte Gewalt nur einen kleinen Absatz gab, dass Pflegekräfte von Bewohner*innen belästigt werden und Übergriffe erfahren. Der Fokus wurde auf die andere Seite gelegt: Pflegekräfte üben Gewalt und Vernachlässigung auf Pflegebedürftige aus. Das hat mich noch einmal darin bestärkt, wie wichtig es ist, dieses Thema aufzugreifen und sich mit einem Tabu auseinanderzusetzen, das schon seit Jahrzehnten im Pflegealltag besteht.[1]

In diesem Buch behandle ich Übergriffe, die Menschen aus den verschiedensten medizinischen Berufsgruppen betreffen:

- Sexuelle Übergriffe auf weibliches Pflegepersonal,
- sexuelle Übergriffe auf Auszubildende
- sexuelle Übergriffe von männlichen Angehörigen
- sexuelle und verbale Übergriffe auf Ärzt*innen,
- Übergriffe auf Physiotherapeuten,
- sexuelle Übergriffe von älteren Damen auf Männer und männliche Auszubildende,
- sexuelle Übergriffe von Patientinnen auf männliche Ärzte,
- Übergriffe von Vorgesetzen auf Mitarbeiterinnen,
- sexuelle und verbale Übergriffe von Patient*innen und Bewohner*innen auf weibliche Migranten,
- sexuelle Übergriffe von Demenzkranken auf das Pflegepersonal,
- sexuelle Übergriffe in Krankenhäusern, Seniorenheimen, ambulanten Pflegediensten.

Ein zweiter Grund, warum ich dieses Buch schreibe, ist, dass ich vor vielen Jahren als Auszubildende selbst einen sexuellen Übergriff erlebt habe. Ich hatte sehr viel Glück, da mir die Reaktion der Stationsleitung und ihre Haltung geholfen haben, Selbstsicherheit zu erlangen und Unterstützung erfahren zu dürfen.

Ein relativ neues Schlagwort ist der Begriff »sexueller Übergriff« – und zwar nicht nur in den Medien, sondern auch in vielen Ausprägungen und Facetten im Pflegealltag. Doch wann liegt eine sexuelle Belästigung vor? Wann sprechen wir überhaupt von einem Übergriff? Ist es schon ein Blick oder muss eine Berührung erfolgen? Und wie kann ich mich klar abgrenzen? Wie kann ich als Leitungskraft Mitarbeiter*innen und Auszubildende schützen?

---

1 Wissenschaftliche Dienste Deutscher Bundestag (2013). Gewalt und (sexueller) Missbrauch in Pflegebeziehungen. WD 9 – 3000-141/12

Als psychologische, systemische Beraterin arbeite ich jeden Tag mit Pflegekräften, Ärzt*innen und Auszubildenden zusammen, die verschiedene Belästigungen erlebt haben. Es sind nicht immer nur Frauen, die Übergriffe erleben, auch Männer sind davon betroffen.

Menschen, die pflegen, unterstützen, begleiten und jeden Tag Gespräche führen, benötigen dazu eine besondere Fähigkeit: einen gesunden Umgang mit Nähe und Distanz. Das bedeutet, sie müssen Nähe zulassen können, sich emotional einfühlen können in die Lebenssituation von Bewohner*innen, Patient*innen und auch Angehörigen. Menschen in medizinisch-pflegerischen Berufen leisten jeden Tag Beziehungsarbeit, das heißt, sie müssen eine Balance zwischen der Nähe finden und gleichzeitig die nötige Distanz wahren.

Je mehr Sie als Pflegekraft wissen, wo Ihre eigene Distanzzone ist, desto mehr wissen Sie um Ihre persönliche Grenze und können sie artikulieren und auch demonstrieren: durch Worte, Gestik und Körpersprache. Sie haben das Recht dazu! Das möchte ich an dieser Stelle noch einmal ausdrücklich klarstellen. Kein Mensch hat das Recht, die persönliche Grenze eines anderen zu ignorieren oder zu überschreiten!

Bevor ich auf die Ursachen, Auslöser und die Präventionsmaßnahmen eingehe, möchte ich Ihnen von dem Übergriff berichten, den ich als 19-jährige Schwesternschülerin erlebt habe und der mich für mein weiteres Leben sehr geprägt hat.

1984 war ich als Krankenpflegeschülerin auf einer chirurgischen Station eingesetzt und sollte die Grundpflege eines jungen 23-jährigen Mannes übernehmen, der auf einem Vierbettzimmer lag und sich den rechten Arm und das linke Bein gebrochen hatte. Zu dieser Zeit trugen wir Schülerinnen grüne lange Kittel. Während der Grundpflege drehte ich dem jungen Mann den Rücken zu, um den Waschlappen aus der Waschschüssel zu nehmen und an den Patienten weiterzureichen. In diesem Moment spürte ich seine Hand unter meinem Kittel, die langsam nach oben glitt. Ich war schockiert, drehte mich mit einem Ruck herum und schlug mit meinem rechten Handrücken zu – direkt ins Gesicht des jungen Mannes. Ein Reflex! Ich war schockiert. Das Erstaunen im Zimmer war groß, weil die anderen Patienten nicht gesehen hatten, was der junge Mann getan hatte. Es wurde unruhig im Zimmer, ich war fassungslos. Was hatte ich getan? Mein erster Gedanke war nicht: »Ich bin belästigt worden!«, sondern: »Ich habe einen Patienten geschlagen!« (Übrigens ein Phänomen, das ich immer wieder von belästigten Schwestern, Ärztinnen und weiblichen Auszubildenden in meinen Seminaren höre: Sie suchen den Fehler bei sich).

Ich versuchte verließ fluchtartig das Zimmer. Zum Glück lief ich unserer Stationsschwester in die Arme, einer Nonne, der ich aufgelöst von dem Vorfall berichtete. Sie sagte: »Das kläre ich sofort!«, lief schnellen Schrittes zu dem Vierbettzimmer und ich hörte sie schimpfen.

Im Anschluss schrieb sie ein Protokoll und verständigte den Oberarzt, der auch noch einmal mit dem jungen Mann sprach. Die Schwestern wurden befragt, warum eine 19-jährige Schülerin zu einem jungen Mann geschickt wurde, um die Grundversorgung durchzuführen. Schließlich teilte mir die Stationsschwester mit, dass ich nicht mehr auf dieses Zimmer müsste. Ich war unendlich erleichtert und froh, dass die Stationsschwester mir geglaubt hatte. Das Gefühl, einen Patienten geschlagen zu haben, wurde überlagert von dem Gefühl, belästigt worden zu sein. Im Anschluss habe ich diesen Vorfall reflektiert, indem ich mir folgende Fragen stelle:

- Habe ich etwas falsch gemacht?
- Habe ich dem jungen Mann falsche Signale gesendet?
- Habe ich mich während der Grundpflege falsch verhalten?

Ich dachte lange darüber nach und beantwortete alle Fragen mit Nein. Mir hat die Vorgehensweise der Stationsschwester sehr geholfen und dafür bin ich unendlich dankbar. Die Art und Weise, wie mit diesem Erlebnis umgegangen wurde, hat mich auf meinem weiteren Lebensweg gestärkt und mir sehr viel Sicherheit gegeben. Ich wurde ernst genommen und erfuhr Unterstützung. Das ging vielen meiner Seminarteilnehmer*innen wesentlich anders. Darauf gehe ich in den weiteren Kapiteln noch näher ein.

Liebe Leserinnen und Leser,
ich möchte Ihnen mit Hilfe meines Buches eine Unterstützung geben, die Ihnen hilft, sich bei sexuellen Übergriffen zu wehren, Mut zu fassen, Grenzüberschreitungen nicht hinzunehmen und zügig zu reagieren! Sie sollen die Möglichkeit haben, zu sagen: »Jetzt reicht's – Nicht mit mir! Ich will raus aus der Opferrolle!«

Danke

Mein Dank gilt meiner tollen Lektorin, Claudia Flöer von Text & Konzept Flöer, für unseren immer wertschätzenden, anregenden Austausch und die vielen wertvollen Tipps während des Schreibens, meinen Enkelkindern Gloria, Luis, Annika und dem mit Sehnsucht erwarteten vierten Enkelkind für die schönen Glücksmomente, die ich während des Schreibens immer wieder mit ihnen erleben durfte.

Mein besonderer Dank gilt meinen vielen wunderbaren Seminarteilnehmer*innen und Klient*innen, die mir in den Seminaren, Coachings und zahlreichen Interviews nicht nur ihr Vertrauen geschenkt haben, sondern mich auch ermutigt haben, dieses Buch zu schreiben. Und bedanken möchte ich mich bei all den Menschen in meiner Ausbildung und den Kolleg*innen während meines Studiums, die mir gezeigt haben, wie wichtig es ist, eine Haltung zu haben und sich zu erheben, wenn es um sexuelle Übergriffe geht.

Einleitung

Bevor ich zertifizierte Mediatorin und psychologische, systemische Beraterin wurde, arbeitete ich viele Jahre als Lehrerin für Pflege. Diese Tätigkeit hat mir viel Freude bereitet. Junge Menschen zu unterrichten und anzuleiten, sie auf ihre Aufgabe in der Altenpflege oder im Krankenhaus vorzubereiten, war für mich immer sehr bereichernd.

Zuvor habe ich selbst 12 Jahre als examinierte Krankenschwester für Allgemeinmedizin auf einer internistischen Männerstation gearbeitet. (Ja, das gab es in den 1980er Jahren wirklich, die Geschlechter wurden voneinander getrennt!) Mir hat der Umgang mit kranken Menschen immer sehr viel Freude bereitet. Intensive Gespräche mit Patient*innen und Angehörigen zu führen, Menschen pflegerisch zu unterstützen, sah ich als meine Berufung an.

Mir war damals schon bewusst, dass von Pflegekräften eine hohe psychische und physische Belastbarkeit erwartet wird. Was ich jedoch nicht wusste, war, dass es auch Grenzsituationen mit Patient*innen gibt, über die man 1983, als ich mit meiner Ausbildung begann, nicht sprach und die zu der Zeit auch nicht unterrichtsrelevant waren. Für mich waren Patient*innen Menschen, die Unterstützung benötigten, um wieder gesund zu werden. Dass Patient*innen sexuell übergriffig werden könnten, hatte mir niemand gesagt. Als ich selbst als Schülerin einen sexuellen Übergriff erlebte, haben mir die Unterstützung und das Vertrauen meiner Stationsschwester geholfen. Mit den Schwestern auf der Station habe ich über diesen Vorfall gesprochen, jedoch nicht mit meinen Lehrer*innen in der Schule. Mir war der Übergriff peinlich und ich wollte ihn schnell vergessen.

An Pflegekräfte werden heute immense Anforderungen gestellt, die sie jeden Tag mit Bravour meistern. Pflegende haben viele Qualitäten, sowohl fachliche als auch soziale Kompetenzen. Doch neben diesen Kompetenzen benötigen Pflegende, Auszubildende und Ärzt*innen auch eine klare Haltung: Sie brauchen Klarheit in Bezug auf Nähe und Distanz zu Patient*innen, Bewohner*innen und Angehörigen. Sie brauchen klare Abgrenzung in Grenzsituationen und innere Stärke. Genau darum geht es in meinem Buch.

Ich möchte Ihnen zeigen, wie Sie eine klare Haltung gegenüber sexuellen Übergriffen erlangen können. Dafür benötigen Sie ein gesundes Selbstwertgefühl, einen Handlungsleitfaden, der Ihnen zeigt, wie Sie sich erfolgreich wehren können – verbal und/oder nonverbal. Denn Sie haben es ab heute in der Hand, ob Sie Opfer bleiben, oder Möglichkeiten erlernen, anders auf Grenzsituationen zu reagieren.

Ganz bewusst habe ich den Untertitel des Buches gewählt: »So setzen Sie sich erfolgreich zur Wehr – ein Handlungsleitfaden für Pflegekräfte.« Bei sexuellen Übergriffen im Pflegealltag sind wir erst einmal geschockt, vielleicht fassungslos. Dann hinterfragen wir die Situation, wägen ab, ob uns jemand glaubt, zweifeln an uns – Sind wir vielleicht selbst schuld? Uns geht es körperlich und seelisch schlecht, weil wir nicht darüber sprechen. Wir verspüren Scham, Trauer, Frustration und Wut, vielleicht sogar Aggressionen. Manchmal werden wir sogar krank, weil wir uns nicht trauen, uns jemandem anzuvertrauen.

Ich möchte Sie mit meinem Buch animieren, Ihrem Gefühl zu trauen, wenn Sie Grenzsituationen erlebt haben. Ich möchte Ihnen Mut machen und Ihnen Wege zeigen, damit Sie nicht Opfer bleiben, sondern lernen, sich zu wehren. Mit vielen Übungen, Beispielen und einem Test (▶ Kap. 12.1) werden Sie viele Tools und Handlungsstrategien erlernen, um aus Grenzsituationen gestärkt herauszugehen!

1 Sexuelle Belästigung

»Eine sexuelle Belästigung liegt dann vor, wenn ein der sexuellen Sphäre zugehöriges Verhalten gesetzt wird, das die Würde einer Person beeinträchtigt, für die betroffene Person unerwünscht, unangebracht, entwürdigend, beleidigend oder anstößig ist und eine einschüchternde, feindselige oder demütigende Arbeitsumwelt für die betroffene Person schafft (aus dem Allgemeinen Gleichbehandlungsgesetz [AGG]: § 3 Abs. 3, 4, 2014).

Dazu gehören:

- *nonverbal zum Beispiel das Zeigen und sichtbare Anbringen von durch Betroffene abgelehnte pornografischen Darstellungen, taxierende Blicke, sexistisches Anstarren, sexuell herabwürdigende Gesten, anzügliche Mimik, unerwünschte Geschenke,*
- *verbal zum Beispiel Aufforderungen zu sexuellen Handlungen, doppeldeutige Bemerkungen sexuellen Inhalts, unerwünschte Einladungen mit eindeutiger Absicht, anzügliches Reden über körperliche Merkmale, Aussehen oder Sexualleben,*
- *körperlich zum Beispiel sexuell konnotierte oder scheinbar zufällige körperliche Berührungen, Betatschen, Herstellen unerwünschter Nähe, sexuelle Bedrängung und Nötigung, Verfolgung, Erzwingen von sexuellen Handlungen sowie Vergewaltigung.*

Die Folgen sexueller Belästigungen können für Betroffene schwerwiegend sein, besonders wenn es sich um wiederkehrende oder sehr intensiv erlebte Traumata handelt. Starke Emotionen wie Angst, Misstrauen, Aggressivität, Scham oder

Ekel können die Freude am Beruf reduzieren und in Depressionen, Stress, herabgesetzten Selbstwert oder sexuelle Unlust münden.«[2]

> Jedes unerwünschte Verhalten mit einem sexuellen Bezug ist also eine sexuelle Belästigung.

Das bedeutet, sexistische Bemerkungen, die eine einzelne oder mehrere Personen treffen, fallen genauso darunter wie z. B. Witze über Frauen, Blondinen, Schwule, oder Menschen, die anders sind. Und selbstverständlich aktive körperliche sexuelle Übergriffe.

1.1 ... und die Reaktionen darauf

Verbale Anzüglichkeiten befinden sich oft in einer Grauzone. So kann ein Spruch von einem Patienten/einer Patientin mal als Verletzung aufgefasst werden, ignoriert oder gar mit Humor genommen werden. Es kommt auf den einzelnen Menschen an, seine Sozialisation, seine Werte, seinen kulturellen Hintergrund, seine Prägungen. Jeder Mensch empfindet eine verbale Anzüglichkeit oder eine sexistische Bemerkung anders.

Ein weiterer Aspekt sind Unsicherheiten in der Pflegebeziehung. Bei einigen Pflegehandlungen kommen Pflegende Patient*innen und Bewohner*innen sehr nahe, es entsteht Intimität, manchmal verwischen sich die Grenzen, wie z. B. bei der Grundpflege, beim Anreichen von Nahrungsmitteln, oder einer Hilfestellung beim Aufstehen. Bei manchen Patient*innen oder Bewohner*innen empfinden wir eine Berührung als normal, bei anderen stört sie uns vielleicht.

---

[2] »Stopp! Ich möchte das nicht!« Sexuelle Übergriffe und Belästigungen. https://www.bibliomed-pflege.de/sp/artikel/24000-stopp-ich-moechte-das-nicht

Menschen nehmen Kommunikation, Berührung, Blicke usw. unterschiedlich wahr und gehen auf ihre individuelle Art und Weise damit um. Das ist vollkommen in Ordnung.

In Kapitel 7 gehe ich auf die Folgen von sexuellen Belästigungen ausführlicher ein. Seminarteilnehmer*innen, Pflegende und Klient*innen berichteten nach sexuellen Übergriffen manchmal von Reaktionen, die sie bei sich selbst erschreckt oder verunsichert haben. Mit verwirrenden Reaktionen, die Sie nach sexuellen Übergriffen bei sich feststellen, stehen Sie keineswegs allein da!

Wir alle haben ein Alarmsystem, das uns sagt, ob eine Berührung, eine Bemerkung oder die Kommunikation so für uns in Ordnung ist. Stört uns etwas, empfinden wir etwas als unpassend, dann reagiert unser Bauch alarmiert. Sehr häufig fragen wir uns dann zunächst:

- »War das ein Übergriff?«
- »Habe ich mir das eingebildet?«
- »Habe ich mich falsch verhalten?«

Wir stellen unsere Wahrnehmung in Frage!

Bauch und Seele schreien, sie sind verletzt. Das Gefühl sagt uns:

- »Ich fühle mich ohnmächtig.«
- »Ich schäme mich.«
- »Ich bin sauer.«
- »Ich bin wütend.«
- »Ich fühle mich hilflos.«

Vertrauen Sie sich und Ihrem Gefühl.

Ihr Gefühl ist natürlich subjektiv. Es ist Ihr ureigenes Gefühl, das Ihnen keiner wegnehmen kann. Es ist – in diesem Fall – Ihre Verletzung. Eine andere Person hat Ihre persönliche Grenze überschritten und Sie möchten das nicht. Es ist an dieser Stelle völlig egal, was andere Menschen dazu meinen oder wie sie den Vorfall bewerten. Es ist Ihr Gefühl und Sie haben das Recht, sich abzugrenzen!

1.2 ... und das Gesetz

Werfen wir einen Blick ins Strafgesetzbuch, das sich mit dem Tatbestand der sexuellen Belästigung befasst.

Info

Sexuelle Belästigung, § 184 StGB

»1. Wer eine andre Person in sexuell bestimmter Weise körperlich berührt und dadurch belästigt, wird mit Freiheitsstrafe bis zu zwei Jahren oder mit Geldstrafe bestraft, wenn nicht die Tat in anderen Vorschriften dieses Abschnittes mit schwererer Strafe bedroht ist.
2. In besonders schweren Fällen ist die Freiheitsstrafe von drei Monaten bis zu fünf Jahren. Ein besonders schwerer Fall liegt in der Regel vor, wenn die Tat von mehreren gemeinschaftlich begangen wurde.
3. Die Tat wird nur auf Antrag verfolgt, es sei denn, dass die Strafverfolgungsbehörde wegen des besonderen öffentlichen Interesses an der Strafverteidigung ein Einschreiten von Amts wegen für geboten hält.«

Es gibt ein Gesetz, das Sie schützt. Sie haben Rechte und es gibt eine Rechtsprechung, die hilft und unterstützt, wenn Menschen sexuelle Übergriffe erlebt haben. Nehmen Sie das ruhig als Ermutigung!

Im Verlauf des Buches werden Sie viele Beispiele und Interviews von Menschen lesen, die sexuelle Übergriffe erlebt haben. Sie werden Handlungsstrategien kennenlernen, die Ihnen helfen, selbstsicher und souverän aus

Grenzsituationen herauszukommen. Sie werden verstehen lernen, dass Sie immer die Wahl haben, etwas zu verändern!

1.3 Sexuelle Belästigung vs. sexueller Übergriff

Wann sprechen wir eigentlich von einer sexuellen Belästigung und wann von einem sexuellen Übergriff? Zunächst ist es wichtig zu verstehen, um was es sich handelt. Geht es um eine sexuelle Belästigung oder um sexuelle Nötigung? § 177 StGB wurde zum 10. November 2016 reformiert und beinhaltet nun neben der sexuellen Nötigung und der Vergewaltigung auch den sexuellen Missbrauch von Widerstandsunfähigen.

Sexuelle Belästigung zählt nach dem deutschen Recht nicht als Straftatbestand. Eine Ermittlung wegen sexueller Belästigung ist erst dann möglich, wenn mit dieser Belästigung arbeitsrechtliche Konsequenzen einhergehen. Nach dem Allgemeinen Gleichstellungsgesetz (AGG) gilt die sexuelle Belästigung als Diskriminierung, das heißt: Eine sexuelle Belästigung am Arbeitsplatz ist strafrechtlich verfolgbar.
Wenn der Täter das Opfer bedrängt, gegen dessen Willen eine sexuelle Handlung vornimmt – Berührung, Anfassen gegen den Willen des Opfers, trotz einem klaren »Nein«, trotz Schluchzen, Weinen oder Weglaufen – sprechen wir von einem **sexuellen Übergriff**.

Eine **sexuelle Nötigung** ist in jedem Fall strafbar. Die Nötigung geschieht durch Androhung von Gewalt oder durch die Ausnutzung einer Lage, in der das Opfer hilflos bzw. schutzlos ist wie durch Schläge, Niederdrücken des Opfers mit dem eigenen Körpergewicht oder durch das Zuhalten des Mundes. Die Ausnutzung wird so definiert, dass sich das Opfer nicht der Gewalt entziehen kann.

Bei einer sexuellen Nötigung wird eine sexuelle Handlung ausgeübt, während das Opfer stark alkoholisiert oder ohnmächtig ist. Der Täter nutzt die Tatsache aus, dass das Opfer nicht in der Lage ist, einen entgegenstehenden Willen zu bilden oder zu ändern (§ 177 Abs. 2 Nr. 1–5 StGB).

1.4 Nonverbale, verbale und körperliche sexuelle Belästigung

Es gibt verschiedene Formen von Übergriffen und es ist einerlei, ob es ein nonverbaler, verbaler oder gar körperlicher Übergriff ist, Sie selbst entscheiden, wo Ihre persönliche Grenze ist. Lassen Sie sich nicht verunsichern, wenn andere Menschen Ihnen sagen: »Naja, der hat doch nur einen Spruch gemacht.« Es ist Ihre Grenze, die überschritten wird! Ihr Merksatz sollte lauten: »Stopp! Bis hierher und nicht weiter!« Schauen wir uns kurz an, was die einzelnen Übergriffe auszeichnet.

Nonverbaler Übergriff

- Taxieren des Körpers,
- Lippen lecken,
- Blicke, die an bestimmten Körperteilen verharren,
- Angrinsen.
- Handyaufnahme eines hilf- und schutzlosen Opfers.

Verbaler Übergriff

- Sexistische Sprüche wie
  - »Na, Süße, jetzt geht es mir ja gleich besser und besonders meinem dritten Bein.«
  - »Dich würde ich ja auch nicht von der Bettkante stoßen.«
- Bei männlichen Pflegekräften:
  - »Können Sie den Intimbereich einmal länger und intensiver waschen?«
  - »Wollen Sie sich ein wenig Geld verdienen?«
- Aufforderungen zu Berührungen im Intimbereich

Körperlicher Übergriff

- Berühren an der Brust, am Gesäß, im Schritt (auch bei Männern),
- In den Po kneifen/auf den Po hauen,
- ins Bett ziehen,
- In die Dusche ziehen.

1.4.1 Verbale Übergriffe

In meinen Seminaren erlebe ich oft Teilnehmer*innen, die verunsichert sind, wenn es um verbale Übergriffe geht. So direkt ein körperlicher sexueller Übergriff ist, so diffus ist ein verbaler. Viele sind zunächst irritiert:

- »Habe ich richtig gehört?«
- »Hat mein Gegenüber das wirklich so gemeint?«
- »Höre ich auf dem ›falschen‹ Ohr?«
- »Bin ich zu empfindlich?«

Ich sage an dieser Stelle immer: »Ja, Sie haben richtig gehört!« Wenn Sie sich in diesem Moment verletzt fühlten und Ihr Bauch schrie, dann stimmt etwas nicht. – Vertrauen Sie Ihrem Gefühl.

Sarah N.: »Mit mir nicht mehr!«

Zweimal im Jahr veranstalte ich mit einer Gruppe von Ärzt*innen, Oberärzt*innen und Physiotherapeut*innen einen Seminartag. Vor zwei Jahren fand dieser Tag in einer Klinik statt, in der viele Menschen behandelt werden, die an Stoffwechselstörungen leiden. Unser Thema dieses Mal: »Sexuelle Übergriffe von Patient*innen«.

Als die Teilnehmer*innen den Raum betraten, fiel mir eine junge, sehr attraktive Ärztin auf, die eine sehr liebenswerte Ausstrahlung hatte. Dr. Sarah N. Sie berichtete gleich zu Beginn von einem Vorfall, der sich ein halbes Jahr zuvor ereignet hatte.

»Ich saß in meinem Arztzimmer und hatte gerade ein Aufnahmegespräch mit einem 62-jährigen Patienten. Er war sehr gut gekleidet, hatte angenehme Umgangsformen, sprach mehrere Sprachen und war sehr belesen. Zunächst war er von ausnehmender Höflichkeit. Plötzlich und für mich völlig unerwartet erhob er sich von seinem Platz, lehnte sich über meinen Schreibtisch und raunte in mein linkes Ohr: ›Ich kann riechen, wenn Sie menstruieren!‹

Ich war völlig erstarrt. Er nutzte meine Fassungslosigkeit und raunte in mein anderes Ohr ›Ich kann auch riechen, wenn Sie einen Orgasmus haben!‹ Danach ließ er sich wieder in seinen Stuhl fallen und grinste.

Ich war handlungsunfähig, fühlte mich ohnmächtig, beschmutzt, hilflos und angeekelt. Mit zitternden Knien stand ich auf und verließ das Zimmer. Ich habe lange gezweifelt, ob ich überhaupt noch in der Lage bin, Aufnahmegespräche zu führen. Müsste ich als Ärztin nicht viel souveräner damit umgehen?«

Die Handlungsstrategie

An diesem Tag erarbeiteten wir einen Handlungsleitfaden für solche plötzlichen subtilen, verbalen Übergriffe, über der als Erstes der Satz stand: »Wenn ich eine sexuelle Belästigung erlebe, muss ich unbedingt eindeutig darauf reagieren!«

- Ich stehe ganz bewusst auf, um nicht mehr mit dem Beleidiger auf Augenhöhe zu sein.
- Ich hebe die Hand und zeige zur Tür: »Verlassen Sie sofort diesen Raum!«
- Ich mache mir klar: Mein Gefühl ist richtig und gilt! Meine Empörung ist berechtigt! Das Gesetz schützt mich vor solchen Angriffen!
- Ich wende mich umgehend an meine Vorgesetzten/ärztlich*en Direktor*in.
- Ich schalte den Betriebsrat ein.

Im Anschluss spielt Dr. Sarah N. die Situation in einem Rollenspiel noch einmal nach. Im Vorfeld übten wir Körpersprache, Körperspannung, Mimik, Gestik, Merksätze usw., um ihr Standing zu trainieren.

Übung

Trainieren Sie Ihr Standing

Stellen Sie sich vor einen großen Spiegel und betrachten Sie sich zwei Minuten lang. Beobachten Sie, wie Sie stehen, was Sie ausstrahlen. Stellen Sie sich nun so hin, als hätten Sie keine Muskelkraft/keine Körperspannung.

- Was beobachten Sie? Was nehmen Sie wahr?
- Was assoziieren Sie, wenn Sie Ihr Spiegelbild sehen? (Keine Kraft, Hilflosigkeit, kein Standing, etc.)
- Schreiben Sie auf, wie Sie sich wahrnehmen, was Sie ausdrücken, wenn Sie keine Körperspannung haben.

Dann stellen Sie sich vor den Spiegel und bauen Körperspannung auf!
- Was nehmen Sie nun wahr, wenn in jeder Ihrer Zellen Körperspannung vorherrscht:
- Was beobachten Sie?
- Was spüren Sie?
- Was empfinden Sie? (Kraft, Selbstsicherheit, Standing etc.)

Dr. Sarah N. meisterte das anschließende Rollenspiel, obwohl es ihr zunächst sehr schwer fiel, und bekam viel Applaus und Zuspruch von den anderen Seminarteilnehmer*innen. Als ich sie ein halbes Jahr später wiedersehe, erlebe ich eine Ärztin, die offen und fröhlich auf mich zukommt, mir direkt in die Augen schaut, sehr viel Körperspannung hat und mir kräftig die Hand schüttelt.

Sie können die oben vorgestellte Übung auch mit Kolleg*innen/Freund*innen durchführen und diese bitten, Ihnen eine Rückmeldung zu geben. Wie erleben sie Sie ohne Körperspannung und wie mit Körperspannung? Bei dieser Übung werden Sie spüren, wie hilfreich Körperspannung in kritischen Situationen ist, da es Ihrem Gegenüber etwas signalisiert: Stärke, Kraft und Selbstbewusstsein!

Tipp

Achten Sie in kritischen Situationen auf Ihre Körperspannung, Mimik und Atmung.

1.5 Zahlen und Fakten

Sexuelle Übergriffe, Berührungen oder verbale Attacken von Seiten der Patient*innen/Bewohner*innen sind sehr häufig. Zwei Drittel aller Pflegekräfte werden mindestens einmal pro Jahr im Rahmen von intimer Pflege belästigt. Insbesondere werden junge Pflegerinnen häufiger zum Opfer als ihre männlichen Kollegen.

- 71,2 Prozent der weiblichen Pflegenden sind bereits einmal Opfer eines Übergriffs geworden,
- 46,9 Prozent ihrer männlichen Kollegen ging es ebenso.

Die Gesundheitspsychologin Claudia Depauli befragte 2.980 Pflegekräfte: 67 Prozent berichteten von sexueller Belästigung im Job.[3] Besonders betroffen waren junge Frauen. Das bedeutet, besonders junge Pflegekräfte werden immer wieder sexuell belästigt, wobei die Übergriffe auf männliche Pfleger zunehmen.

BuzzFeed (ein 2006 gegründetes US-amerikanisches Medienunternehmen aus New York mit 150 Millionen Besuchern im Monat) hat 2020 neben Pflegenden auch mit Berufsgenossenschaften, Arbeitnehmervertretern und Arbeiterverbänden in der Pflege gesprochen. Heraus kam unter anderem, dass das Thema »sexualisierte Gewalt gegen Pflegekräfte« für viele Arbeitgeber kein Thema ist. Die Berufsgenossenschaften kritisieren, dass die Thematik häufig bagatellisiert werde. Pflegekräfte sind an ihrem Arbeitsplatz häufig sexualisierter Gewalt ausgesetzt. Das zeigt eine umfangreiche Recherche von BuzzFeed News, für die 150 Pflegekräfte in ganz Deutschland befragt wurden: »Sind oder waren Sie persönlich von sexuellen Übergriffen oder sexueller Belästigung in Ihrem Arbeitsalltag betroffen?«

- Mit Ja antworteten 82,4 Prozent,
- Mit Nein antworteten 11,1 Prozent,
- 6,5 Prozent waren sich unsicher.[4]

---

[3] Depauli C (2016): Stopp! Ich möchte das nicht! https://www.bibliomed-pflege.de/sp/artikel/24000-stopp-ich-moechte-das-nicht

[4] Müller P (2018): 136 Pflegekräfte berichten gegenüber Buzzfeed News, sexuell belästigt worden zu sein. https://www.buzzfeed.com/pascalemueller/136-pflegekraefte-berichten-sexuelle-belaestigung

Die Täter waren meist Pflegebedürftige, mitunter aber auch Angehörige. Auch wenn die Fälle gemeldet wurden, taten Arbeitgeber oft wenig, um ihre Angestellten vor Belästigung und sexuellen Übergriffen zu schützen. In Gesprächen mit BuzzFeed News berichteten mehrere Pflegekräfte, die Pflegedienste kämen ihrer Fürsorgepflicht nicht nach und setzten Mitarbeiter und Mitarbeiterinnen wissentlich über einen längeren Zeitraum sexualisierter Gewalt und Belästigung aus. Die Pflegenden sagten u. a. Folgendes:

Am häufigsten waren sexistische und sexuelle anzügliche Bemerkungen. Doch es blieb nicht bei Worten. Zu den nonverbalen Erfahrungen zählt z. B. das Onanieren von Patienten und Bewohnern vor Pflegekräften oder Zudringlichkeiten während der Intimpflege.

Von 153 Pflegekräften aus der aus der stationären und ambulanten Alten- und Intensivpflege gaben 136 Pflegekräfte an, verbale Belästigung und/oder körperliche Übergriffe erlebt zu haben. Das sind fast 90 Prozent aller Befragten. Es handelte sich um wiederholte anzügliche Bemerkungen, Griffe in den Schritt, an den Hintern oder an die Brust und sogar versuchte Vergewaltigung. Auf die Frage, wann die Vorfälle stattfanden, schrieben rund 40 Prozent der Betroffenen »ständig«, »regelmäßig«, »tagtäglich«.

Buzzfeed zog folgendes Fazit: »*Sexuelle Gewalt und Belästigung ist im Berufsalltag von Pflegekräften weit verbreitet. Viele der uns geschilderten Übergriffe sind strafrechtlich relevant oder hätten zur Kündigung des Pflegevertrags führen können. Betroffene geben vielfach an, von Kollegen oder Vorgesetzten nicht ernst genommen worden zu sein. Dadurch seien Konsequenzen für übergriffige Patienten häufig ausgeblieben. Betroffene sind überwiegend Frauen, allerdings geben auch zehn Prozent der von uns befragten männlichen Pflegekräfte an, am Arbeitsplatz sexuell belästigt worden zu sein. Auch wissenschaftlich ist das Thema kaum erforscht. Pflegeforscher, gehen von einer Riesen-Dunkelziffer aus.*«[5]

[5] Ebd.

BuzzFeed fragte beim Fachverband Altenhilfe des Caritasverbandes, der Johanniterhilfe GmbH, der Diakonie, dem Arbeitgeberverband Pflege (AGVP) und dem Deutschen Pflegeverband nach, wie häufig denn sexualisierte Übergriffe und auch Belästigungen gegen Mitarbeiter erfasst würden. Allerdings gab es keine genauen Erhebungen von Zahlen von Seiten der Arbeitgeber und Arbeitgeberverbände. Auch wissenschaftlich sei das Thema kaum erforscht, sagt Frank Weidner vom Deutschen Institut für angewandte Pflegeforschung. Die meisten Studien beschäftigten sich allgemeiner mit Gewalt in der Pflege. Die letzte Studie, in der konkret nach unterschiedlichen Arten sexualisierter Gewalt gegen Pflegekräfte gefragt wurde, stammt aus dem Jahr 2009 und wurde vom Bundesministerium für Familie, Senioren, Frauen und Jugend gefördert. Hierbei gaben 17 Prozent der Befragten an, sexualisierte Belästigung erlebt zu haben. Allerdings wurde dort nur nach Vorfällen in den letzten 12 Monaten gefragt.

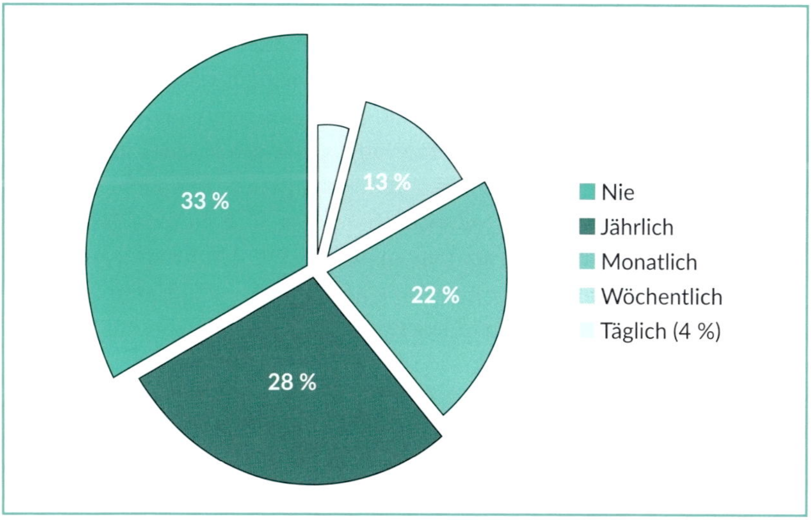

Abb. 1: Häufigkeit von sexuellen Belästigungen durch Patienten.

Sexuelle Belästigung und Gewalt finden überwiegend in Situationen statt, in denen die Pflegekräfte den Pflegebedürftigen zwangsläufig sehr nahe kommen, etwa beim Waschen und Ankleiden oder wenn sie mit dem Bewohner im Zimmer allein sind. Beate Schywalski von der Arbeitsgemeinschaft »Sexualisierte Gewalt« der Caritas Landesverbände Rheinland Pfalz und Saarland sagt: *»Die Hemmschwelle ist zum Beispiel bei der Intimpflege immer niedriger!«* Die Arbeitsgruppe hat sich vor rund zweieinhalb Jahren gegründet, um Mitarbeiter für Gewalt gegen Schutzbefohlene zu sensibilisieren. Einrichtungsleiter der Caritas-Sozialstationen berichteten aber v. a. von Übergriffen auf Mitarbeiter und Mitarbeiterinnen. Wie groß das Problem ist, weiß keiner genau, denn es existieren keine verlässlichen Statistiken. Sexualisierte Gewalt erlebt jedoch jede Pflegekraft mindestens einmal in ihrem Berufsleben, berichtet Beate Schywalski.

Eine Studie der Gesundheitspsychologin Claudia Depauli ergab vor wenigen Jahren, dass 67 Prozent der Pflegekräfte bereits Opfer sexueller Belästigung geworden sind. Eine Umfrage des Gesundheitsportals »Medscape« ergab, dass ein Drittel des Pflegepersonals von sexuellen Übergriffen durch Patient*innen betroffen war – allein im Laufe der vergangenen drei Jahre. Auch eine Studie der Antidiskriminierungsstelle des Bundes zeigte, dass Mitarbeiter*innen im Gesundheits- und Sozialwesen besonders stark von sexueller Belästigung am Arbeitsplatz betroffen sind. In einer Studie der Berufsgenossenschaft für Gesundheitsdienst und Wohlfahrtspflege berichteten mehr als 90 Prozent der rund 1600 befragten Beschäftigten über verbale und 70 Prozent über körperliche Gewalterlebnisse.

1.6 Sexuelle Belästigung am Arbeitsplatz

Wenn die die sexuelle Belästigung als Diskriminierung am Arbeitsplatz erlebt wurde, ist sie strafrechtlich verfolgbar. Dies wird innerhalb des Beschäftigungsgesetzes BSchG (dem Gesetz zum »Schutz der Beschäftigten vor sexueller Belästigung am Arbeitsplatz«), geregelt.

Definition **Sexuelle Belästigung am Arbeitsplatz**

»Sexuelle Belästigung am Arbeitsplatz ist jedes vorsätzliche, sexuell bestimmte Verhalten, das die Würde von Beschäftigten am Arbeitsplatz verletzt. Hierzu gehören:

1. *Sexuelle Handlungen und Verhaltensweisen, die nach den strafgesetzlichen Vorschriften unter Strafe gestellt sind.*
2. *Sonstige sexuelle Handlungen und Aufforderungen zu diesen, sexuell bestimmte körperliche Berührungen, Bemerkungen sexuellen Inhalts sowie Zeigen und sichtbares Anbringen von pornografischen Darstellungen, die von den Betroffenen erkennbar abgelehnt werden.«**

* § 2 BSchG, Abs. 2

Unter sexueller Belästigung werden folgende Handlungen verstanden:

- Handlungen oder Bemerkungen, welche die Sexualität einer Person betonen,
- jede sexuelle Äußerung, die eine einschüchternde, beleidigende, unangenehme und/oder bedrohliche Arbeitsatmosphäre schafft,
- jedes bewusste oder unbewusste Verhalten eines Vorgesetzen, das eine sexuelle Handlung oder Annäherung eines Untergebenen erzwingt; dies kann z. B. unter Androhung eines Arbeitsplatzverlustes oder der Aussicht auf eine höhere berufliche Position geschehen,
- jede wiederholte (und von den Betroffenen ungewollte) verbale oder physische Annäherung.

Fazit **Null Toleranz**

Ob ein Verhalten als »sexuelle Belästigung« gilt, ist stets abhängig von der subjektiven Wahrnehmung des Betroffenen. Dennoch sollte jegliches Verhalten, das die Sexualität einer Person in jedweder Form »diskriminiert« oder angreift, unterbunden werden. Eine Geste von »angeblicher Akzeptanz« – z. B. ein Lachen als Reaktion auf einen anzüglichen Witz – ist oft nur ein Zeichen von fehlendem Selbstvertrauen des Belästigten. Werden solche verbalen Ausrutscher im Arbeitsleben toleriert, sinkt erfahrungsgemäß auch die Schwelle für sexuelle Übergriffe.

1.6.1 Alina S.: »Ich war sprachlos«

Nichts muss so bleiben, wie es war! Das Beispiel von Alina zeigt, wie schnell Sie aus der Opferrolle herauskommen, wenn Sie sich trauen und einige Techniken beherrschen:

Alina S. ist 20 Jahre alt, als ich sie kennenlerne. Eine fröhliche junge Frau, die sich im Unterricht immer sehr viel beteiligt. Sie hat allerdings ein Problem, das sie schon seit Längerem beschäftigt und das sie nach einer Unterrichtseinheit im Gespräch mit mir schildert – sie hat eine äußerst weibliche Figur und einen starken Busen. *»Seit ich im praktischen Einsatz bin, höre ich immer wieder blöde Kommentare wie: ›Na, Zuckerschnecke, soll ich Dich mal ein wenig massieren?‹ oder ›Na, welche Granate wird uns denn heute ins Zimmer geschickt?‹ Es ist echt abartig und das sind noch die harmlosen Sprüche. Inzwischen bin ich völlig fertig und weiß überhaupt nicht, was ich darauf sagen soll.«*

Die Handlungsstrategie

Gemeinsam entwerfen wir eine Strategie, die ich Ihnen auch gern ans Herz legen möchte.

Übung

Selbstbewusst Paroli bieten

Jemand macht eine anzügliche Bemerkung? So können Sie reagieren:

- Treten Sie einen Schritt zurück und schauen Sie den Sprücheklopfer direkt an.
- Machen Sie sich groß, spüren Sie die Körperspannung in jeder Zelle.
- Schauen Sie Ihrem Gegenüber direkt in die Augen (Wenn das zu schwer fällt, dann fixieren Sie seine Nase, das fällt manchmal ein wenig leichter als der direkte Augenkontakt).

Atmen Sie tief durch und sagen Sie laut und deutlich:

- »Stopp! Ich verbitte mir diese Anzüglichkeit!«
- »Halt! Diese Äußerung will ich nie wieder hören!«
- »Es reicht! Solche Aussagen gehören hier nicht hin!«
- »Ich verbitte mir, dass Sie so mit mir reden! Haben Sie das verstanden?«
- »Ich dulde nicht, dass Sie so mit mir sprechen!«

Gemeinsam mit mir übt Alina die Äußerungen einige Male in einem kleinen Rollenspiel. Von Mal zu Mal wird Alina sicherer. Vier Wochen später treffen wir uns erneut in der Schule und Alina kann es kaum abwarten, mir zu erzählen, wie es ihr in der Zwischenzeit bei ihrem Kurzeinsatz auf der Neurologie ergangen ist: »*Neulich saßen alle in der Stationsküche zur Übergabe. Ich stand mit dem Rücken an die Spüle gelehnt. In diesem Moment kam der neue Oberarzt in die Küche und sagte grinsend zu mir: »Na, Sie haben ja gewaltig Holz vor der Hütten!« Alle haben gelacht! Aber dieses Mal habe ich mich nicht geschämt, sondern bin auf den Arzt zugegangen, habe Körperspannung aufgebaut, die Hand abwehrend hoch gehalten und gesagt: »Ich verbitte mir diese Äußerung!« Ich war sehr aufgeregt, als ich das sagte. Aber der Oberarzt bekam einen roten Kopf und verließ geradezu fluchtartig den Raum. Alle anderen starrten mich sprachlos an. Mein Puls hämmerte, aber ich war in dem Moment so stolz auf mich, weil ich es wirklich ausgesprochen hatte! Das Schönste war, dass im Anschluss die Stationsschwester auf mich zukam und sagte, dass solche Bemerkungen schon oft gefallen sind, ohne dass auch nur einmal irgendjemand darüber nachgedacht hätte, wie es den Betroffenen wohl damit gehen würde. Sie wollte das Thema »verbale und sexuelle Verletzungen« in der nächsten Teamsitzung aufgreifen und auch noch einmal mit dem Oberarzt sprechen. Das fand ich super!«*

Alina hat verstanden, dass kein Mensch das Recht hat, die Gefühle eines anderen Menschen zu verletzten, weder im privaten noch im beruflichen Kontext. Alina hat in kürzester Zeit gelernt, sich zu wehren und aus der Opferrolle hinauszutreten.

Liebe Leser*innen,
Selbstachtung können Sie lernen, wenn Sie die Angst vor Veränderung annehmen und sich damit auseinandersetzen. Was bedeutet das? Manchmal zweifeln wir an uns. Selbstzweifel sind jedoch nicht schlimm und jeder von uns hat schon einmal ein Gefühl der Verunsicherung erlebt. Entscheidend ist, wie wir damit umgehen. Bleiben wir im tiefen Loch der nagenden Selbstzweifel, oder setzen wir uns damit auseinander? Wir können diese gelegentlichen Selbstzweifel annehmen, auch als Ausdruck unserer lebendigen Persönlichkeit. Dazu gehören unsere Gefühle, wie Enttäuschung, Wut, Hilflosigkeit und Freude. An diesen Gefühlen dürfen wir wachsen und uns entwickeln. Zu einem starken Selbstbild gehört also, dass ich mich ganz und gar annehme. Dann bin ich ehrlich, authentisch. Dann entwickelt sich Selbstliebe, mit der ich mich selbst vollkommen annehme, mit allen Stärken und Schwächen, mit meinen Bedürfnissen und Wünschen!

2 Notwehr oder rechtfertigender Notstand?

Definition **Notwehr § 32 StGB**

Unter Notwehr versteht man die Verteidigung, die erforderlich ist, um einen gegenwärtigen rechtswidrigen Angriff von sich oder von anderen Personen abzuwenden.

Wer eine Tat begeht, die durch Notwehr geboten ist, der handelt nicht rechtswidrig. Das bedeutet: Die Notwehr setzt einen gegenwärtigen rechtswidrigen Angriff voraus (Notwehrlage), die dagegen geübte Verteidigung (Notwehrhandlung) muss erforderlich gewesen und von einem Verteidigungswillen getragen sein.[6]

Definition **Angriff**

Unter einen Angriff ist jede von einem Menschen drohende Verletzung rechtlich geschützter Interessen (wie körperliche Unversehrtheit) zu verstehen.

Wenn der Angriff gerade stattfindet oder unmittelbar bevorsteht oder noch andauert, spricht man von einem gegenwärtigen Angriff. Eine Verteidigungshandlung ist dann erforderlich, sofern sie das mildeste geeignete

---

6 Vgl. Schirmer P et al. (2012): Prävention von Aggression und Gewalt in der Pflege. Schlütersche, Hannover

Mittel darstellt, das den Angriff auf die Sicherheit sofort beendet, z. B. den Finger heben oder eine Abwehrhaltung einnehmen. Eine Notwehrhandlung ist dann geboten, wenn sie nicht rechtsmissbräuchlich ausgeübt wird (d. h. nicht zur Maßregelung oder durch eine provozierte Notwehrlage). Handelt es sich bei dem Angreifer um einen Menschen mit Geisteskrankheiten, kann es geboten sein, die Abwehr einzuschränken.

Definition **Rechtfertigender Notstand**

*»Wer in einer gegenwärtigen und nicht anders abwendbaren Gefahr für Leben, Leib, Ehre, Eigentum und Freiheit oder ein anderes Rechtsgut eine Tat begeht, um die Gefahr von sich oder einem anderen abzuwenden, handelt nicht rechtswidrig, wenn bei Abwägung der widerstreitigen Interessen, namentlich der betroffenen Rechtsgüter und des Grades der ihnen drohenden Gefahren, das geschützte Interesse das beeinträchtigte wesentlich überwiegt. Dies gilt jedoch nur, soweit die Tat ein angemessenes Mittel ist, die Gefahr abzuwenden. Vorausgesetzt wird zunächst eine bestimmte Notstandslage. Sie besteht in einer gegenwärtigen Gefahr für Leben, Freiheit, Ehre, Eigentum oder ein anderes Rechtsgut.«**

* Vgl. Schirmer 2012

3 Berufsrisiko »Sexueller Übergriff«?

Viele Frauen in Pflegeberufen sind jeden Tag sexuellen Übergriffen von Patienten ausgesetzt. Entweder erleben sie anzügliche Witze sind oder »zufällige« Berührungen. Viele Betroffene schweigen, zum einen, weil sie Angst haben, dass sie nicht ernst genommen werden, aber auch, weil es ein Tabuthema ist. Doch dann ändert sich nichts. Es ist also unglaublich wichtig, offen mit dem Thema umzugehen. Das ist nicht so leicht, wie es klingt. Was wir benötigen ist eine professionelle Haltung in schwierigen und grenzüberschreitenden Situationen. Das wiederum bedeutet eine Auseinandersetzung mit der eigenen Sexualität, unseren Normen, Werten, Einstellungen und unserer Sozialisation. »Wie sind wir erzogen worden?« – »Wie wurde mit Sexualität in der eigenen Familie umgegangen?« Wir müssen unsere eigenen Bedürfnisse, Wünsche und Grenzen kennen.

Grenzüberschreitungen klar erkennen und rechtzeitige Handlungsschritte einzuleiten heißt aber auch, sich mit seinem Gegenüber zu beschäftigen, die Einstellung zur Sexualität von Bewohner*innen und Patient*innen zu kennen: »Wie begegnet mir der andere, inwieweit darf ich offen und verständnisvoll sein für Äußerungen meines Gegenübers?« – »Wann ist meine Toleranzgrenze überschritten?«

Info

Das Thema »Sexualität im Alter und sexuelle Übergriffe« gehört ins Curriculum der Ausbildung, damit junge Auszubildende noch vor dem ersten praktischen Einsatz mit Patient*innen dafür sensibilisiert werden, um eigene Grenzen wahrzunehmen und Handlungsstrategien verinnerlicht haben.

Das bedeutet: Eine klare Rollendefinition und eine klare und professionelle Haltung sind wichtig. Dazu gehören der angemessene Umgang mit Nähe und Distanz, die förmliche Anrede und die Berufskleidung, die dem Auszubildenden Schutz und Sicherheit geben. Andererseits benötigen wir aber auch Leitungskräfte, die sich klar vor die Auszubildenden stellen und sich positionieren. *»Die Pflegenden und auch die Gepflegten sind sich darüber hinaus im Grunde einig, dass gleichgeschlechtliches Versorgen der Patient*innen vorzuziehen ist, wo immer sich diese Möglichkeit ergibt. Nicht nur für die pflegebedürftigen Menschen selbst bringt dies eine Entlastung, sondern auch für die Fachkräfte. Das jeweils eigene Geschlecht ist vertrauter und verursacht weniger Verunsicherung und Scham – selbst homosexuelle Pflegende empfinden dies so.«*[7]

3.1 Luise R.: »Ich habe immer noch eine tierische Wut!«

Luise R. ist seit einem Jahr Auszubildende in der Pflege. Sie arbeitet in einem Krankenhaus und alle Seminarteilnehmer*innen merken, dass sie immer noch fassungslos und wütend ist, als sie von ihrem Erlebnis berichtet: *»Ich war auf einer urologischen Station eingesetzt und sollte einem 68-jährigen Patienten helfen. Zunächst war alles wie immer. Ich half Herrn M., den Pyjama auszuziehen, um ihn bei der Körperpflege zu unterstützen. Bevor ich noch re-*

7 Depauli C, Plaute W (2016): Sexualität und Pflegeberuf. Dissertationsschrift in Vorbereitung zur Publikation. Universität Salzburg

gistrierte, was geschah, streichelte Herr M. meine Arme und meinen Po. ›Das machst Du aber ganz hervorragend, Luise‹, sagte er zu mir. Ich konnte mich nicht bewegen, weil ich mich so vor ihm ekelte, seinen Händen, seiner Stimme. Der Patient im Nachbarbett bekam die ganze Situation mit, sagte aber kein Wort und verschanzte sich hinter seiner Zeitung. Ich brauchte ein paar Sekunden, stieß Herrn M. von mir und rannte aus dem Zimmer. Obwohl dieser sexuelle Übergriff nun schon vier Monate zurückliegt, beschäftigt er mich immer noch. Manchmal habe ich den Eindruck, dass sexuelle Übergriffe zum Alltag einer Gesundheitspflegerin gehören. Wenn ich mich mit meinen Kurskollegen unterhalte, berichten sie Ähnliches und Schlimmeres. Das Furchtbare ist, es brennt sich als Erinnerung ein und manchmal habe ich eine tierische Wut!«

3.1.1 Die Handlungsstrategien

Wir entwickelten gemeinsam mit Luise die folgenden Handlungsstrategien:

- Das Gefühl würdigen: »Ich darf sauer sein und den Raum verlassen!«
- »Ich darf meine Wut äußern und verbal meine Verletzung mitteilen!«
- »Wenn mein Verhalten falsch gedeutet wird, ist das nicht mein Fehler!«
- »Ich darf es ablehnen und muss diesen Patienten nicht mehr versorgen!«
- »Ich habe das Recht, so einen Vorfall zu melden und gehört zu werden!
- »Ich informiere die Stationsschwester und auch die Schule über diesen Vorfall!«
- »Ich fordere die Leitung auf, mit dem Patienten zu sprechen.«
- »Mein neues Mantra lautet: ›Kein Mensch hat das Recht, meine persönliche Grenze zu überschreiten!‹«

3.2 Schluss mit der defensiven Gegenwehr

Menschen, die eine sexuelle Belästigung am Arbeitsplatz erfahren, neigen meist zu einer »defensiven Gegenwehr«: Sie versuchen, die sexuell übergriffige Person zu meiden oder gar die Situation zu ignorieren; oft folgt auch ein »scherzhaftes« Reagieren auf das als bedrohlich empfundene Verhalten des Gegenübers. Diese Verhaltensweise führt jedoch nicht zu einem befriedigenden Umgang mit sexuellen Übergriffen bzw. zu einer erfolgreichen Problemlösung. Daher empfehle ich Ihnen: Fühlen Sie sich sexuell belästigt, sollten Sie aktiv und offensiv reagieren:

- Stellen Sie die belästigende Person laut und deutlich zur Rede und verbitten Sie sich weitere sexuelle Annäherungen.
- Drohen Sie bei einem erneuten Übergriff mit einer Beschwerde bei den Vorgesetzten und setzen Sie Ihre Drohung im Wiederholungsfalle auch durch.
- Kündigen Sie an, den Übergriff öffentlich zu machen und den Betreffenden anzuzeigen.
- Setzen Sie sich bei aktiven Übergriffen auch »körperlich« zur Wehr.
- Wenn Sie einen körperlichen Angriff erleben, wenn Ihr Gegenüber Sie am Arm anfasst und Sie diese Berührung nicht akzeptieren, drehen Sie sich zur Seite, oder heben Sie die Hand und sagen: »Stopp, hier ist meine persönliche Grenze.«

3.3 Sexuelle Belästigung durch ältere Menschen

In meinen Seminaren erzählten mir Pflegende aus Seniorenheimen, was sie als sexuelle Belästigung erleben:

- Pflegebedürftige machen verbal anzügliche Bemerkungen wie: »Na Süße, auf dich hab ich schon gewartet.«
- Pflegebedürftige ziehen sich vor anderen aus, Verlust des Schamgefühls.
- Die Hand der Pflegekraft wird unvermittelt genommen und zum Genital geführt, um sich zu stimulieren.
- Pflegebedürftige stimulieren sich während der Intimpflege plötzlich selbst.
- Pflegebedürftige greifen weiblichen Pflegekräften an die Brust.
- Pflegebedürftige berühren Pflegekräfte unsittlich zwischen den Beinen.
- Pflegebedürftige äußern sexuelle Wünsche.
- Pflegebedürftige ziehen die Pflegekraft ins Bett.
- Pflegebedürftige ziehen die Pflegekraft in eine Umarmung.
- Pflegebedürftige starren, werfen taxierende Blicke.
- Pflegekräfte werden in den Po gekniffen.

- Pflegebedürftige fordern zu sexuellem Verkehr auf.
- Pflegebedürftige küssen Pflegekräfte.
- Pflegebedürftige reißen anzügliche Witze.

Wenn Pflegende in den Seminaren von diesen verbalen und physischen Übergriffen berichten, entsteht manchmal eine bedrückende Pause. Die Teilnehmer*innen sind oft sehr betroffen über die Situationen und Erlebnisse ihrer Kolleg*innen. Manchmal ist das Seminar die erste Gelegenheit, in einem geschützten Rahmen über die eigene Verzweiflung, Ohnmacht, Scham und Wut sprechen zu können. Genau das ist wichtig, denn all diese Gefühle müssen wahrgenommen und zunächst einmal benannt werden, um im weiteren Verlauf Strategien zu erlernen, um in Zukunft selbstsicher aufzutreten und sich klar abzugrenzen. Nach den Seminaren erhalte ich oft eine Fülle von Mails, in denen die Teilnehmer*innen davon berichten, was die neuen Handlungsstrategien bewirkt haben, wie sie nun wahrgenommen werden und dass sie keine Belästigung mehr erleben.

Wichtig **Akzeptieren Sie Ihre Gefühle**

Auch wenn es Ihnen schwer fällt, sollten Sie Ihr Unbehagen, Ihre Angst, Ihre Ohnmacht wahrnehmen. Das ist wichtig, wenn Sie lernen wollen, zukünftig »Nein« zu sagen. Angst gehört zu Veränderungsprozessen. Bleiben Sie in dem Gefühl der Angst oder Ohnmacht stecken, wird dieses negative Gefühl nur stärker.

3.4 Sexuelle Belästigungen durch Patient*innen

Es gibt immer wieder Patient*innen, die sich im Klinikalltag unterlegen oder ausgeliefert fühlen, weil sie auf Hilfe angewiesen sind. Werden hier verbale Anzüglichkeiten oder auch körperliche Übergriffe gestartet, geht es v. a. um Macht bzw. darum, das Gegenüber, in dem Fall die Pflegekraft, zu entmachten. Manche Langzeitpatient*innen wollen ihre Sexualität leben. Sie haben erotische Vorstellungen und Fantasien und sehen in der Pflegekraft eine Frau/einen Mann, an der/dem sie das ausleben wollen. Oftmals haben wir es auch mit Patient*innen zu tun, die kognitiv eingeschränkt sind und deshalb ein sexuell enthemmtes Verhalten zeigen. Auch Verwirrtheitszustände nach Operationen führen dazu, dass Patient*innen in ihrer Verantwortungsfähigkeit sehr stark eingeschränkt ist.

Aus diesem Grunde ist es sehr wichtig, sich bewusst zu machen, dass Pflegende täglich aufs Neue gefordert sind, sich mit den Patient*innen, ihren Krankheiten und Bedürfnissen auseinanderzusetzen. Manche Patient*innen haben den Wunsch nach Nähe, allerdings ist es nicht die Aufgabe der Pflegekraft, sich um diese (sexuellen) Bedürfnisse zu kümmern.

Als Pflegekraft können und sollten Sie freundlich, empathisch und zugewandt sein, aber Sie müssen es sich nicht gefallen lassen, dass ein Mensch seine Bedürfnisse an Ihnen ausleben will.

3.4.1 Elvira K.: »Ich habe mich sehr geschämt«

Elvira K. nahm im Februar 2018 an meinem Seminar »Sexuelle Übergriffe im Pflegealltag« teil. Sie war damals examinierte Pflegefachkraft in einem Krankenhaus mitten im Ruhrgebiet, mit ca. 400 Betten. Sie arbeitete seit ca. 15 Jahren auf einer chirurgischen gemischten Station. Elvira K. war zu dem Zeitpunkt 44 Jahre alt und hatte eine sehr empathische Ausstrahlung. Sie liebte ihren Beruf und die unterstützende Begleitung von Patient*innen. Sie erzählte uns folgendes Erlebnis: *»Als ich morgens um 07:15 Uhr ins Zimmer des Patienten Herrn N. ging, hatte er noch die Augen geschlossen. Ich ging langsam zu seinem Bett und berührte ihn leicht am Arm, um ihn zu wecken Er schlug die Augen auf, grinste mich an, leckte sich über die Lippen und griff mir an die Brüste. Im ersten Moment war ich völlig irritiert, weil ich ja vermutet hatte, dass Herr N. noch schlief. Es war das Überraschungsmoment, mit dem ich nicht gerechnet hatte. Ich wollte fürsorglich sein und Herrn N. nicht direkt laut anspre-*

chen. Mein erster Gedanke war, dass kann und darf doch nicht wahr sein! Ich war fassungslos, handlungsunfähig, verletzt und stellte mein Verhalten in Frage. Danach bin ich sofort hinausgelaufen und habe mich geschämt. Erst später hatte ich eine große Wut und bin an diesem Tag nicht mehr zu Herrn N. gegangen.«

Elvira K. erlebte eine verletzende Grenzüberschreitung und war auch mehr als drei Jahre später immer noch sehr bewegt. Bislang hatte sie nur mit einer Bekannten über ihr Erlebnis gesprochen: *»Doch die hat nur gelacht und gemeint, Männer sind halt so. Ich war sprachlos, einerseits darüber, dass man als Frau so denken kann, und andererseits hat es mich noch mehr verunsichert, da ich mein Verhalten immer wieder überprüft habe, ob es an mir liegt.«* 3

Die anderen Seminarteilnehmer*innen berichteten nun von ähnlichen Erlebnissen und bekräftigen, dass sie solche Verhaltensweisen auch erlebt haben. Elvira K.: *»In Zimmer von männlichen Patienten gehe ich seitdem immer sehr ungern und mit einer Anspannung und versuche immer, eine große Distanz zu halten.«*

Die Handlungsstrategien

Gemeinsam bearbeiteten wir in der Gruppe dieses Erlebnis und entwickelten Handlungsstrategien, die künftig nicht nur Elvira K. helfen können:

- Das erste Gefühl würdigen: »Meine Empörung ist berechtigt!«
- »Ich darf mich angemessen wehren und verbal meine Verletzung mitteilen.«
- »Es ist nicht mein Fehler, wenn mein Verhalten falsch gedeutet wird.«
- »Ich darf es ablehnen, mit dem Patienten weiterhin allein zu sein.«
- »Ich habe das Recht, so einen Vorfall zu melden und gehört zu werden!«
- »Meine Vorgesetzte hat die Verpflichtung, diesen Vorfall aufzunehmen, da es ein Beschäftigtenschutzgesetz gibt.«
- »Ich habe das Recht auf Hilfe (von meiner Vorgesetzten, PDL, evtl. Geschäftsführung).«
- »Niemand, auch kein Patient, hat das Recht mich anzufassen, wenn ich das nicht will!«

Als all diese Sätze auf dem Flipchart standen, lächelte Elvira K. und sagte: *»Es hat so gut getan, darüber zu sprechen und zu spüren, dass ich nicht allein dastehe. Die Sätze helfen mir und bestärken mich. Heute würde ich anders damit umgehen als damals!«*

Auch wenn es unangenehm ist, sprechen Sie über den Vorfall, benennen Sie, wie es Ihnen damit geht.

3.4.2 Marina R.: »Hinterher habe ich geheult«

Marina R. arbeitete auf einer chirurgischen Station eines 240 Bettenkrankenhauses in NRW. Im Seminar erzählte sie uns, was sie einige Monate zuvor erlebt hatte: *»Als ich morgens ins Zimmer von Herrn J. (64 Jahre alt) kam, war der Zimmernachbar nicht anwesend. Herr J. war nach einer OP eingeschränkt und benötigte Unterstützung bei der Grundpflege. Während ich Wasser in die Waschschüssel ließ, machte er die ganze Zeit sehr anzügliche Bemerkungen über Frauen. Ich ging nicht darauf ein, aber es war mir sehr unangenehm. Herr J. wurde immer heftiger in seinen Äußerungen. Ich wusste nicht, was ich antworten sollte. Ich bin eigentlich nicht schüchtern und habe immer eine Antwort parat. Doch in dem Moment fiel mir kein vernünftiger Satz ein und am liebsten hätte ich Herrn J. angeschrien und wäre aus dem Zimmer gerannt. Als ich mich zu ihm umdrehte, versuchte er mich in eine Umarmung zu ziehen und zu küssen. Ich schubste ihn weg und rannte aus dem Zimmer. Draußen habe ich geheult und konnte mich kaum beruhigen.«*
Auch Marina R. hat anschließend mit niemandem über ihr Erlebnis gesprochen. *»Ich war total fertig, habe mich krank gemeldet und konnte nicht glauben, was passiert ist. Ich habe an mir gezweifelt, habe mich gefragt, ob ich etwas verkehrt gemacht hatte. Es war doch ein älterer Mann, ein Patient, der körperlich eingeschränkt war und Unterstützung benötigte. Also muss ich doch etwas verkehrt gemacht haben, wenn er auf einmal so reagiert.«* Doch tatsächlich hatte Marina R. überhaupt keine Schuld. Übergriffe passieren häufig scheinbar aus dem Nichts heraus. Patienten nutzen das Überraschungsmoment aus.

Wichtig **Es ist nicht Ihre Schuld!**

Viele Pflegende schämen sich und trauen sich nicht, offen über sexuelle Übergriffe zu sprechen. Es ist aber wichtig, dass Sie sich bewusst machen, dass Sie als Pflegekraft keineswegs schuld an solchen Übergriffen ist. Das ist der erste, wichtige Schritt.

Die Handlungsstrategien

Die folgenden Handlungsstrategien können Ihnen weiterhelfen, wenn Sie einen Übergriff erlebt haben:

- Geben Sie nicht selbst die Schuld an dem Vorfall.
- Nehmen Sie Ihre Gefühle ernst, verlassen Sie sich auf Ihre eigene Wahrnehmung.
- Sagen Sie ein klares »Nein« oder »Lassen Sie das!« oder »Stopp!«, während Sie bewusst Ihre Muskeln anspannen und Ihre Körpersprache so wehrhaft machen.
- Verlassen Sie das Zimmer, um sich zu sammeln und dem Patienten/der Patientin anschließend klar zu sagen, was Sie nicht wollen: »Ich möchte nicht, dass Sie meinen Po berühren oder meine Brust, das verbitte ich mir, Sie können sich an meinem Arm festhalten!« (Halten Sie dabei Augenkontakt, auch wenn es schwerfällt, das signalisiert noch einmal die Ernsthaftigkeit!)
- Besprechen Sie diese Situation in Ihrem Team/mit der Praxisanleitung und klären Sie ab, ob Sie weiterhin in das bewusste Zimmer gehen müssen oder ob es die Möglichkeit gibt, mit einer anderen Pflegekraft zu tauschen.
- Erzählen Sie Kolleg*innen von dem Vorfall. Das erleichtert und kann zu der Erkenntnis führen, dass andere auch einen Übergriff erlebt haben.
- Holen Sie sich Rückendeckung vom Team und von den Vorgesetzten. Ein offener Austausch in einer angenehmen Atmosphäre hilft, wertschätzend und mit etwas Abstand über den Vorfall zu sprechen. Hier ist der Zusammenhalt von Teams wichtig.
- Informieren Sie bei Auszubildenden die Schulleitung über den Vorfall und legen Sie ein Gesprächsprotokoll an.

4 Selbstbewusstsein – So trainieren Sie das richtige Standing

In meiner Zeit als Lehrerin für Pflege habe ich sehr häufig erlebt, dass sich Auszubildende und Berufseinsteiger*innen bei Übergriffen oft sehr zurückhaltend verhielten. Das hat sehr häufig damit zu tun, wie sie sozialisiert wurden, mit ihrer Lebensgeschichte, ihrem Wertesystem, ihren jeweils individuellen Grenzen im Umgang mit Nähe, Distanz und Sexualität. Jeder Mensch hat in seiner Kindheit erlebt, wie die Eltern oder Großeltern miteinander und mit ihm umgingen. Die einen wurden als Kind viel und gern in den Arm genommen, die anderen gar nicht. Einige mussten gegen ihren Willen den Großtanten zur Begrüßung einen Kuss geben.

Jeder von uns hat seine individuelle Grenzen und Bedürfnisse im Zusammenhang mit Nähe, Berührung, Zärtlichkeit und Sexualität. Deshalb werden Belästigungssituationen in jeglicher Form sehr unterschiedlich wahrgenommen und bewertet. In der Kindheit war es vielen nicht erlaubt, Nein zu sagen. Es wäre unmöglich gewesen zu sagen: »Liebe Großtante, ich möchte von Dir nicht geküsst werden! Lass es bitte, ich mag das nicht!« So etwas galt als unhöflich und respektlos gegenüber einem Erwachsenen. Eigene Grenzen wahrzunehmen, zu spüren und ein klares Nein zu sagen – das habe viele von uns, die in den 1970er Jahren aufgewachsen sind, nicht gelernt. Glücklicherweise ist das heute anders. Schon kleine Kinder lernen heute im Kindergarten Abgrenzungstechniken.

Tipp

Lernen Sie, Nein zu sagen! Dazu gehört zunächst die Erkenntnis: »Ich darf ›Nein‹ sagen«, egal, in welcher Situation, bei einer Bitte oder bei einem Übergriff. Sie haben das Recht dazu!

Überlegen Sie sich eine Alltagssituation, eine Anfrage von Kolleg*innen, von der Familie. Spüren Sie in sich hinein, ob Sie wirklich »Ja« sagen möchten, oder doch lieber »Nein«. Wie geht es Ihnen, wenn Ihnen eine Person zu nahekommt? Sie merken, dass ein »Ja, ich mache das« über Ihre Lippen kommt, weil Sie sich nicht trauen, »Nein« zu sagen? Es geht Ihnen nicht gut, aber Sie sagen trotzdem »Ja« und grenzen sich nicht ab?

Übung

Was fühlen Sie, wenn Sie »Ja« sagen (und »Nein« meinen)?

Nehmen Sie sich einmal 15 Minuten Zeit und setzen sich an einen ruhigen Ort. Denken Sie an eine Situation, in der Sie »Ja« gesagt haben und eigentlich »Nein« meinten (das kann eine Begegnung mit der Freundin, der Familie oder einer Kollegin sein, vielleicht sind Sie innerlich richtig ärgerlich geworden, wollten aber keine Konfrontation).

- Lassen Sie diese Situation noch einmal Revue passieren und achten Sie dabei auf Ihren Körper.
- Was passiert, wenn Sie an diese Situation denken? Haben Sie Bauchgrummeln, Magendruck?
- Es geht darum, dass Sie diese Eindrücke bewusst bei sich wahrnehmen.

Nach dieser Übung merken Sie vielleicht, wie es Ihnen körperlich in diesen Situationen geht. Vielleicht bemerken Sie Wut, Hilflosigkeit, Trauer oder andere Emotionen, die Sie nur schwer annehmen können. Diese Übung hilft Ihnen künftig dabei, ein klares »Nein« auszusprechen, es auszuhalten und insbesondere die damit verbundenen Gefühle zu würdigen, ob es nun Wut,

Scham, Ohnmacht oder Angst ist. Diese Gefühle haben ihre Berechtigung. Sie dürfen sie fühlen! Erst wenn Sie diese Gefühle annehmen, können Sie angemessen reagieren und dann selbstsicher sagen:

- »Nein, das will ich nicht!«
- »Nein, das möchte ich nicht!«
- »Nein, lassen Sie das sofort!«

Jeder Mensch kennt das Gefühl von Angst, wenn er »Nein« sagen muss. Das erlebe ich auch mit Klient*innen, bei denen ich es nie für möglich gehalten hätte, dass diese Person Angst hat, denn es ist Angst, die dahinter steckt:

- Angst vor dem Verlust von Zuneigung,
- Angst vor dem Verlust der Anerkennung,
- Angst vor Versagen,
- Angst vor Verletzungen,
- Angst vor mangelnder Wertschätzung.

Und das sind nur einige der Ängste, die hinter einem »Ja, das mache ich« stehen, wenn eigentlich ein »Nein, das möchte ich nicht« gefühlt wird. Mir geht es darum, liebe Leser*innen, dass Sie dieses Gefühl in sich würdigen und zunächst annehmen, um daraus Selbstvertrauen zu bekommen. Selbstvertrauen ist eine Haltung, die Sie erlernen können. Es ist eine Haltung, die andere Menschen an Ihnen wahrnehmen können. Sie drücken mit Ihrer Körpersprache, Ihrer Körperspannung, Ihrer Gestik, Stimme und Ihrem Verhalten Selbstvertrauen aus (oder auch nicht). Wenn es Ihnen an Selbstvertrauen mangelt, dann haben Sie bremsende Stimmen in Ihrem Kopf und sind voller Selbstzweifel, die Sie daran hindern, selbstbewusst aufzutreten und klar zu formulieren, was Sie wirklich wollen!

5 Nähe und Distanz

Pflege entstand ursprünglich aus der Notwendigkeit heraus, kranke und schwächere Mitglieder der eigenen Familie oder der Gemeinschaft zu versorgen. Viele Ordensgemeinschaften machten sich dies zur Aufgabe. So stammt auch die Tracht samt Haube aus der Ordenstradition. Die Tracht war ein Symbol der Zugehörigkeit zu einem bestimmten Orden und ein Symbol von Reinheit und Unberührbarkeit. So galten Ordensfrauen Bräute Christi und waren nicht für die Männer der Welt bestimmt. Mittlerweile hat sich jedoch diese Signalwirkung der Schwesterntracht geradezu ins Gegenteil verkehrt. Schwesterntracht und Häubchen sind häufig in Pornoshops, Erotikläden oder Filmen zu sehen. Was früher ein sogenanntes Berührungs-Tabu signalisierte, reizt heute eher zum Tabubruch.

Weibliche Pflegende berichten immer wieder von Patienten, die das Bild der »sexy und willigen« Krankenschwester im Kopf haben. Manchmal hat man den Eindruck, als würden diese Patienten jeglichen Anstand an der Pforte abgeben. Kniffe in den Po oder an die Brust sind an der Tagesordnung.

Für junge Pflegekräfte und Auszubildende ist oft schon die Durchführung der Grundpflege eine große Herausforderung. Wenn es zu sexuellen Übergriffen, Belästigungen oder verbalen Übergriffen kommt, sind Verunsicherungen und Überforderung sehr groß. Die Hintergründe dieses Verhaltens sind vielfältig:

- Männliche Patienten fühlen sich unterlegen.
- Männliche Patienten kommen nicht damit zurecht, auf Hilfe angewiesen zu sein,
- Anzüglichkeiten werden eingesetzt, um Überlegenheit auszudrücken,

- Männliche Patienten haben das Gefühl, sich unterordnen zu müssen,
- Ausdruck von Macht und Dominanz
- Langzeitpatienten können ihre Sexualität nicht ausleben,
- Patienten mit kognitiven Einschränkungen,
- Patienten mit Verwirrtheitszuständen, z. B. nach Operationen.

In zwischenmenschlichen Begegnungen im Pflegealltag sind weibliche Pflegekräfte den Patienten und Bewohnern häufig sehr nahe. Viele Momente im Alltag sind aufgrund der Umstände äußerst intim, etwa beim Waschen, beim Toilettengang, beim Wechsel vom Inkontinenzmaterial. Das verlangt einen angemessenen Umgang mit der Situation auf beiden Seiten.

5.1 Julia P.: »Mich überkommt der Ekel!«

Julia P. ist 26 Jahre alt und seit sechs Jahren als Gesundheitspflegerin tätig. Doch inzwischen überlegt sie sich allen Ernstes, ob sie überhaupt noch weiter in der Pflege arbeiten möchte: *»Mich überkommt jeden Morgen ein großer Ekel, wenn ich daran denke, dass ich in einige Patientenzimmer muss. So auch vor drei Monaten: Ein männlicher Patient, Anfang 70, bat mich, ihn beim Duschen zu unterstützen. Kaum war er in der Dusche, begann er, sich selbst zu befriedigen. Ich war angewidert, aber er meinte: ›Nun hab Dich doch nicht so, Du freust Dich doch auch, so einen strammen Jungen zu sehen!‹ Es war ekelhaft. Dass Männer während des Duschens eine Erektion bekommen, bleibt oft nicht aus und ich bemühe mich, angemessen damit umzugehen, indem ich die Situation durch Gespräche oder indem ich mich umdrehe, entzerre. Ich kann sehr gut differenzieren, ob jemand bewusst übergriffig ist, oder ob ihm eher unangenehm ist.«*

Auch wenn gelegentlich Seminarteilnehmer*innen mit dem Spruch: »Das ist nun mal so, da muss man durch« auf solche Schilderungen reagieren, bin ich anderer Meinung. Es ist wichtig, sich selbst zu reflektieren, wie viel Nähe man in der Zusammenarbeit mit Patient*innen zulassen möchte und wie viel Distanz man bei Pflegeverrichtungen benötigt. Das ist ein sehr wichtiger Schritt, um zu erkennen, wo die individuellen Grenzen sind.

Jeder Mensch hat das Recht selbst zu entscheiden, wie viel Nähe er zulassen und wie viel Distanz er benötigt. Das entscheiden Sie und nicht Ihr Arbeitgeber!

5.2 Die Distanzzonen

Die räumliche Distanz zwischen Menschen hängt von der jeweiligen Situation ab und lässt Rückschlüsse auf die Art der Beziehung zu. So unterscheidet man in der Regel vier Distanzzonen:

1. Die sogenannte **Intimdistanz**: Damit charakterisiert man Beziehungen, die durch einen engen Körperkontakt gekennzeichnet sind, z. B. im Umgang mit dem eigenen Kindern oder dem Partner.
2. **Die persönliche Distanz** ist eine Sphäre, die Menschen normalerweise um sich herum aufrichten, und entspricht in ihrer räumlichen Ausdehnung etwa einer Armlänge.
3. **Die soziale Distanz** schließt eine körperliche Berührung aus. Sie ist charakteristisch für die Erledigung von unpersönlichen Angelegenheiten oder Geschäften
4. **Die öffentliche Distanz**, die bei einem Abstand von etwa vier Metern beginnt, kennzeichnet z. B. die Entfernung eines Vortragenden zu seinen Zuhörern.

Tab. 1: Die vier Distanzzonen

Intim-Distanz (bis ca. 45 cm)	Wahrnehmung von Körpergeruch und Wärme der Haut, Menschen, die mir sehr nahestehen, der Partner, Kinder, Eltern
Persönliche Distanz (45 cm bis 120 cm)	Ausdehnung ca. eine Armlänge: Kontakt mit guten Freunden, Vertrauten
Soziale Distanz (120 cm bis 270 cm)	tägliche soziale Interaktion: keine Körperberührung Hier gehören Menschen hinein, zu denen ich keinen Körperkontakt haben möchte
Öffentliche Distanz (ab 400 cm)	Unpersönliche Beziehungen (in Behörden, im Hörsaal, etc.)

Übung

Wer darf Ihnen wie nahekommen?

Schreiben Sie Namen von Menschen aus Ihrem Umfeld auf und ordnen Sie ein, wer Ihnen wie nahekommen darf:

1. Wer darf Ihnen ganz nahekommen?
2. Welche Personen sollten mehr Abstand halten?
3. Welche Personen dürfen Sie berühren?
4. Von welchen Personen möchten sie überhaupt nicht berührt werden?

Das Niederschreiben zeigt Ihnen noch einmal ganz genau, was Sie möchten und Sie haben es schwarz auf weiß vor sich, wer in welchen Kreis gehört. Das verschafft Ihnen Klarheit. Wahrscheinlich werden Sie jetzt – zu Recht – sagen: »Aber, das geht doch nicht! Pflege ist ein Berührungsberuf!« Stimmt. Mit einem Unterschied: Sie als Pflegeperson entscheiden ganz allein darüber, wann Sie wen berühren möchten! Als ich noch in der Pflege gearbeitet habe, nahm ich bei Rückeneinreibungen oft keine Handschuhe, weil Pflege für mich bedeutete, in Kontakt mit Menschen zu treten. Ein älterer Herr sagte damals zu mir: »Wissen Sie, das hat so gut getan! Ich bin schon vier Jahre nicht berührt worden, seit meine Frau verstorben ist und das Eincremen hat mir so gut getan.« Das hat mich damals sehr gerührt und darin bestätigt, Patienten, die keine Ausschläge oder Hauterkrankungen hatten, ohne Handschuhe einzureiben. Doch es war meine Entscheidung, ob ich Handschuhe trug oder wie viel Nähe und Berührung ich bereit war zu geben. Wenn es Pflegende gibt, die sich dagegen entscheiden, dann ist das eine individuelle Entscheidung, die jeder akzeptieren sollte.

In der Krankenpflege werden in der Regel die »persönliche« als auch die »Intim-Distanz« durch die alltäglich zu verrichtenden Pflegemaßnahmen (z. B. bei der Mundpflege, dem Baden oder Waschen eines Patienten oder beim Anlegen von Inkontinenzvorlagen) überschritten. Dabei ist zu beachten, dass Ihr Gegenüber, also Patient*innen oder Bewohner*innen, die gleichen Distanzzonen hat. Einen männlichen Patienten, den Sie beim Waschen unterstützen, erleben Sie nun anders. Sie sehen seine intimsten Stellen und haben eine Nähe, die Sie zu diesem Menschen sonst nicht hätten. Diese »Grenzüberschreitungen« erfordern eine Kommunikation, die durch verbale und nonverbale Zeichen eine vertrauensvolle Atmosphäre schaffen sollte. Ein offenes Gespräch und eindeutige Informationen über das Vorgehen und die Ziele der entsprechenden Handlungen erleichtern die Ausführung dieser oftmals schambehafteten Tätigkeiten. Diese Umsetzung hilft im Patientenkontakt, Missverständnisse zu vermeiden.
Wenn Sie als Pflegende genau wissen, wie viel Nähe Sie selbst zulassen möchten und wie viel Distanz Sie brauchen, dann können Sie selbstbewusst und souverän damit umgehen. Das bedeutet, dass Sie sich Ihrer Grenzen bewusst sind und im Falle eines Übergriffes klar formulieren können:

- »Stopp, das ist meine persönliche Grenze!«
- »Halt, das ist meine Wohlfühlzone!«
- »Bis hier her und nicht weiter!«

Distanzzonen spielen auch in der Beziehung von Vorgesetzten und Mitarbeitern eine gewichtige Rolle: Es macht einen atmosphärischen Unterschied aus, ob der Vorgesetzte bei einem Mitarbeitergespräch hinter seinem Schreibtisch thront und der Angestellte (in gebührendem Abstand) auf dem Besucherstuhl Platz nehmen muss – oder ob das Treffen an einem Tisch mit zwei Stühlen und auf Augenhöhe stattfindet. Das Wissen um diese Einflussfaktoren ist hilfreich, ein Verständnis über die Vielschichtigkeit von Kommunikation zu gewinnen. Es hilft darüber hinaus auch, sich selbst weiterzuentwickeln – im Sinne einer Kongruenz (Stimmigkeit) zwischen verbaler und nonverbaler Kommunikation.

5.2.1 Greta K.: »Ich möchte nicht berührt werden!«

Greta K. ist 24 Jahre alt und Altenpflegerin. Sie ist zusammen mit einer Kollegin im Seminar »Nähe und Distanz« und berichtet aus ihrer Kindheit: *»Meine Mutter hat immer gut für uns gesorgt, aber sie war kein emotionaler Mensch. Mein Bruder, der zwei Jahre jünger ist als ich, wurde nie in den Arm genommen oder geherzt. Das kenne ich auch nicht und habe es auch nicht vermisst. Meine Mutter hat viel mit uns gesprochen und wir haben auch gelacht, aber Berührungen habe ich nicht kennengelernt. Ich verstehe oft nicht, dass mich Bewohner*innen in den Arm nehmen wollen oder mir über die Wange streicheln. Ich mag das nicht. Mit älteren Menschen sprechen, für sie da sein, oder zuzuhören, das macht mir Freude, aber keine Berührungen!«*

Einige Teilnehmer*innen des Seminars schüttelten den Kopf und sagten: *» Dann bist Du in der Pflege verkehrt!«* Das wollte Greta keinesfalls so stehen lassen: *»Aber ich mache doch meine Arbeit gut, ich will nur nicht berührt werden und selbst entscheiden!«* Das sehe ich genauso. Als Pflegekraft kann ich liebevoll und empathisch sein. Doch kann Berührung eingefordert werden? Einer meiner Dozenten hat das sehr klar auf den Punkt gebracht: *»Als Pflegekraft habe ich einen Arbeitsvertrag und bin sozusagen Dienstleister. Ich habe ein Aufgabengebiet und meine erste Verantwortung ist es, einen alten Menschen auf seinem letzten Lebensweg zu begleiten, für ihn da zu sein und seine Ressourcen zu fördern, freundlich und zugewandt zu sein. Doch hat der andere das Recht, mich zu berühren? Ist das eine Inklusivleistung? Steht das in meinem Arbeitsvertrag?«* Damals fand ich diese Aussage ziemlich verrückt. Aber heute sehe ich das anders. Es geht darum, dass wir selbst entscheiden, wann uns ein Mensch berührt und wann wir berührt werden möchten. Deshalb ist niemand eine schlechtere Pflegekraft.

Der Punkt ist nur: Es wird oft erwartet, dass Pflegekräfte Bewohner*innen/Patient*innen berühren. Wenn ältere Menschen einsam sind und den Wunsch nach Berührung haben, dann geht es oft einzig und allein um die Frage: »Wie können wir das Bedürfnis eines Bewohners befriedigen? Was würde ihm gut tun?« Sicherlich gibt es Menschen im Pflegeteam, die mit Nähe und Distanz anders umgehen. Niemand kann aber erwarten, dass eine

Pflegekraft Berührungen zulässt, obwohl sie das nicht möchte, um die Bedürfnisse eines anderen Menschen zu befriedigen. Es geht um Freiwilligkeit: »Wer darf mich berühren und wer nicht!?«

Übung

Wer darf Sie wo berühren?

Setzen Sie sich ungestört hin, nehmen Sie sich ein paar Minuten Zeit, und zeichnen Sie ein Strichmännchen aufs Papier. Tragen Sie nun ein:

- Wo sind Körperstellen, an denen es für Sie in Ordnung ist, berührt zu werden?
- Wo sind Körperstellen, die Ihr privater Bereich sind?

Es geht hier nicht darum, was andere Menschen dazu sagen, sondern um Ihre eigenen Bedürfnisse, um das, was Sie möchten und was nicht. Legen Sie sich dieses Blatt dorthin, wo Sie es immer wieder sehen können, damit Sie es verinnerlichen.

5.2.2 Die eigenen Grenzen achten

Was bedeutet das nun für das Thema »sexuelle Übergriffe«? Eine angemessene und professionelle Haltung in schwierigen Situationen erfordert eine kontinuierliche Auseinandersetzung mit der eigenen Sexualität, den eigenen Normen, Werten und Einstellungen. Das bedeutet: »Ich achte meine eigenen Grenzen!« Sie müssen auch die Sexualität von Patient*innen reflektieren, verständnisvoll, offen und nicht wertend. Nur so können Übergriffe und Grenzüberschreitungen sofort erkannt werden und zeitnah Handlungsschritte erarbeitet werden. Wichtig ist im Umgang mit Ihren eigenen Grenzen und denen Ihres Gegenübers, dass Sie sich Ihrer Rolle bewusst werden:

- Wie ist meine berufliche Rolle?
- Was bedeutet für mich professioneller Umgang mit Patient*innen oder Bewohner*innen?
- Wie ist meine Haltung?
- Wie kleide ich mich als Pflegekraft? Trage ich angemessene Berufskleidung?

- Wie möchte ich angesprochen werden? Ist es okay, wenn mich Patient*innen duzen?
- Wie sicher und selbstbewusst trete ich auf?
- Wo ist meine persönliche Grenze?
- Wer darf mich wo berühren?
- Wie gehe ich mit Nähe um?

Wenn Sie sich regelmäßig mit diesen Fragen auseinandersetzen, bekommen Sie eine Klarheit, die es Ihnen erlaubt, im Kontakt mit Patient*innen/Bewohner*innen sicher und souverän aufzutreten. Sie verlassen damit die Opferrolle, weil Sie nicht mehr die Erwartungen anderer Menschen erfüllen. Das stärkt Ihr Selbstvertrauen, was wiederum dazu führt, dass Sie selbstbewusster auftreten.

Selbstvertrauen ist eine geistige Haltung, die sich anderen Menschen durch unsere Stimme, Körpersprache, Auftreten und Verhalten vermittelt. Mangelt es uns an Selbstvertrauen, dann bremsen uns kritische innere Stimmen und Selbstzweifel aus und hindern uns daran, unser volles Potenzial zu entwickeln.[8] Wenn wir lernen, uns selbst zu achten und an uns zu glauben, sind wir nicht länger davon abhängig, was andere Menschen von uns denken oder ob sie uns mögen. Achten und akzeptieren wir uns selbst mit all unseren Anteilen, haben wir weniger Angst davor, die Zuneigung anderer Menschen zu verlieren. Wir spüren, dass wir uns auf uns selbst verlassen können und sind stolz auf uns. So fällt es uns leichter, auf andere Menschen zuzugehen und uns aber auch abzugrenzen!

Wir haben in der Regel alle ein Bauchgefühl, das uns ganz genau sagt, was richtig oder falsch ist. Dieses Bauchgefühl nennen wir Intuition. Wir können diese Intuition trainieren, wenn wir auf unsere Bedürfnisse und Emotionen achten. Darum ist ein ganz wichtiger Aspekt, eigene Grenzen wahrzunehmen und diese zu akzeptieren. Egal, was andere Menschen sagen: Es ist unser individuelles Gefühl. Ignorieren wir es nicht länger! Stellen Sie sich

---

[8] Vgl. Koslowski G (2018): Resilienz in der Pflege. Sie sind stärker als Sie glauben. Schlütersche, Hannover.

folgende Situation in der Pflege vor: Sie möchten mit Ihrer Kollegin zusammen das Laken im Patientenbett richten und bitten den männlichen Patienten, sich auf die Seite zu drehen. Damit er, wenn er auf der Seite liegt, ein sicheres Gefühl hat, bieten Sie ihm an, sich mit den Händen an Ihrer Hüfte festzuhalten. Nun rutscht seine Hand tiefer. Alle, die in der Pflege arbeiten, kennen diese Situation. Was passiert? Bei dem einen Patienten empfinden Sie nichts und es ist für Sie in Ordnung. Bei einem anderen Patienten geht es Ihnen nicht gut und Sie haben eine innere Abwehr. Sie halten diese Situation aus, weil Sie

- Ihrer eigenen Wahrnehmung nicht trauen,
- das Gefühl haben, Sie dürften nichts sagen,
- ein dummer Spruch von der Kollegin oder dem Patienten kommen könnte,
- die Gefühle des anderen nicht verletzen möchten.

Sie bleiben also in der Situation, obwohl Ihr ganzer Körper sich wehrt. Sympathie und Antipathie entscheiden darüber, ob wir Berührung in bestimmten Regionen mögen und zulassen, oder nicht. Wenn Ihr Bauch »schreit«, signalisiert er ganz klar, dass Sie diese Situation nicht wollen.

Mirja U.: »Die Hand kam aus dem Nichts!«

Heute ist Mirja U. eine kompetente und erfahrene Pflegekraft. Doch vor drei Jahren, als sie ihr erstes Klinikpraktikum absolvierte, war das ganz anders. *»Herr L., ein 69-jähriger Patient, bat mich, ihn bei der Ausscheidung zu unterstützen. Also half ich ihm dabei, indem ich seinen Penis in die Urinflasche legte. In den nächsten zwei Stunden klingelte er immer wieder und klagte über Harndrang. Ich blieb geduldig und half ihm weitere drei Mal. Nach einiger Zeit merkte ich, dass Herr L. sehr fit ist, da er mir plötzlich zwischen die Beine griff. Ich war schockiert, ich war schließlich erst im ersten Ausbildungsjahr. Heute würde mir das nicht mehr passieren. Es war ganz klar ein Ausnutzen der Situation und ein klarer sexueller Übergriff.«*

Die Handlungsstrategien

Mirja reagierte aber auch damals schon höchst professionell. Ihre Handlungsleitstrategien sahen so aus:

- Sie verließ den Raum.
- Sie sprach mit der Stationsleitung und ihrer Praxisanleitung, die den Vorfall protokollierten.
- Ein Gespräch mit Herrn L. folgte.
- Zwei männliche Pfleger übernahmen künftig die Pflege von Herrn L. Weibliche Auszubildende wurden nicht mehr zu ihm geschickt.
- Mirja berichtete im Unterricht über ihr Erlebnis und viele ihrer Mitschülerinnen erzählten Ähnliches. Sobald sie körpernahe Tätigkeiten ausführten, wie etwa das Anlegen einer Urinflasche oder Unterstützung bei der Körperpflege, wurden ganz schnell Grenzen überschritten.

Leider haben nicht alle Auszubildenden so viel Glück wie Mirja. Das Thema »Sexuelle Übergriffe« wurde bislang an Gesundheitsschulen und Altenfachseminare erst im zweiten Ausbildungsjahr unterrichtet. Das bedeutet, dass viele Auszubildende im Vorfeld nicht darüber aufgeklärt werden, was sie in den Praxiseinsätzen erwarten kann und sie leider auch keine Handlungsstrategien erlernen. Mirjas Mantra ist seither: *»Ich unterstütze gerne Menschen in der Pflege, weiß aber um meine eigenen Grenzen und bin keineswegs ein Opfer!«*

6 Körperliche und seelische Folgen von Grenzüberschreitungen

Um sexuelle Übergriffe erfolgreich zu verarbeiten, ist es notwendig, sich mit dem Erlebten auseinanderzusetzen. Nur dann können Sie es verarbeiten und damit abschließen. Dazu gehört allerdings, sich die Situation, den Übergriff, noch einmal von allen Seiten anzuschauen, genau zu betrachten, was da passiert ist. Nur so gehen Sie gestärkt aus der erlebten Geschichte heraus, können wieder positiv in die Zukunft schauen. Eine sexuelle Belästigung oder ein sexueller Übergriff kann dazu führen, dass Sie jede Erinnerung daran vermeiden, weil Bilder hochkommen, die Ihnen Angst machen. Vielleicht haben Sie auch das Gefühl, das Erlebte nicht ertragen zu können. Vielleicht erleben Sie Angst, Verzweiflung, Scham, Trauer oder Ohnmachtsgefühle. Vielleicht geraten Sie ins Grübeln, haben schlaflose Nächte. Evtl. sprechen Sie die Kolleg*innen im Dienst darauf an, warum Sie gereizt sind und Sie merken, dass Sie sich nicht mehr konzentrieren können. Sie essen nicht mehr, sind schreckhaft geworden. Vielleicht ziehen Sie sich auch immer mehr zurück und möchten andere Menschen nicht mehr treffen. Pflegekräfte, die immer wieder sexuelle Belästigung am Arbeitsplatz erleben, werden auf Dauer krank. Während vieler Gespräche mit Teilnehmer*innen tauchte eine Reihe von Symptomen auf, die immer wieder erlebt werden:

- Das Gefühl, die einzige Person zu sein, die eine sexuelle Belästigung erlebt hat,
- körperliche Symptome wie Migräne, Kopfschmerzen, Magenschmerzen,
- Zweifel an der eigenen Wahrnehmung,
- Verunsicherung, Schuld, Scham- und Ekelgefühle gegenüber den Patienten,
- Konzentrations- und Schlafstörungen bis hin zu Depressionen,
- Verlust an Hobbys und Interessen, Vermeiden von Sozialkontakten,

- Angstanfälle,
- ständiges Grübelns
- Nervosität,
- Appetitmangel.
- Frustration.

Ein Kollege von berichtete mir vor Jahren von einer Teilnehmerin, die viele dieser Symptome hatte. Ein Bewohner hatte der jungen Pflegekraft immer wieder nachgestellt, sie in eine Zimmerecke gedrängt und unsittlich berührt. Aus Angst, dass man ihr nicht glauben würde, sprach sie viele Monate nicht über diese sexuellen Übergriffe, sondern nahm sie stillschweigend hin. Erst als die Angstattacken und die Übelkeit immer größer wurden, fasste sie den Mut und sprach mit ihrer Vorgesetzten. Diese war sehr betroffen über die Situation und half der jungen Frau sofort. Der Heimvertrag des Bewohners wurde gekündigt und die junge Pflegekraft konnte in einer Gesprächstherapie die sexuellen Übergriffe bearbeiten. Hilfreich war für die junge Frau, dass die Thematik nun regelmäßig im Team besprochen wurde: »Wie gehen wir im Team mit sexuellen Übergriffen um?« steht seither immer wieder auf der Agenda. Die junge Pflegekraft, die zwischenzeitlich in ihrer Hilflosigkeit überlegt hatte, ganz aus dem Pflegeberuf auszusteigen, ist inzwischen soweit genesen, dass sie wieder mit männlichen Bewohnern arbeiten kann, allerdings litt sie noch lange an Schlafstörungen.

Vor mehreren Jahren begleitete ich eine Teamsupervision in einer Senioreneinrichtung, in der es sexuelle Übergriffe von mehreren männlichen Bewohnern auf weibliche Pflegekräfte gegeben hatte. Zu Beginn des Seminars befragte ich die Teilnehmer*innen, wie sie mit diesen sexuellen Übergriffen umgegangen sind. Die Ergebnisse sammelten wir auf dem Flipchart:

- »Ich habe im Anschluss nichts gesagt.«
- »Ich habe mich geschämt, weil ich dachte, es liegt an mir.«
- »Ich verspürte eine tiefe Wut.«
- »Ich habe zunächst mit keinem darüber gesprochen.«
- »Ich habe es vermieden, in das Zimmer zu gehen.«
- »Ich musste mich übergeben.«
- »Ich bekam Magenschmerzen.«
- »Ich habe mir einen Krankenschein genommen.«

- »Ich bekam Schlafstörungen.«
- »Ich habe angefangen, abends Wein zu trinken.«
- »Ich habe mit meiner besten Freundin darüber gesprochen.«
- »Ich habe überlegt, zu kündigen.«
- »Ich war gereizt.«
- »Ich habe mit meinen Kolleg*innen, meinen Vorgesetzten darüber gesprochen.«

Die Pflegekräfte haben das Geschehen offensichtlich v. a. mit sich selbst ausgemacht. Nur in ganz seltenen Fällen kam es zu einem Gespräch mit Teammitgliedern, der Wohnbereichsleitung, der PDL oder der Heimleitung. Als wir uns gemeinsam das Flipchart anschauten, herrschte tiefe Betroffenheit bei den Seminarteilnehmer*innen. Es war ihnen bislang nicht klar gewesen, welche physischen, aber auch psychischen Folgen ein sexueller Übergriff hinterlässt.

Wichtig **Sprechen Sie darüber!**

Es ist sehr wichtig, dass die Symptome, die ein sexueller Übergriff hinterlässt, ausgesprochen werden:

- So nehmen Sie die Symptome wahr, auch wenn es schwer fällt.
- So machen Sie sich bewusst, dass Sie nicht allein sind, sondern Verbündete haben.
- So können Sie sich Hilfe holen – das Recht dazu haben Sie!

Viele meiner Klient*innen haben von sich selbst gesagt, dass sie nach dem sexuellen Übergriff »komisch« wurden. Sie tranken mehr Alkohol oder aßen exzessiv oder kaum noch etwas. Das sind sogenannte »Überlebensstrategien«, die bei jedem Menschen sehr unterschiedlich sind. Es gibt weitere:

- Verletzung am eigenen Körper, um mit dem inneren Schmerz besser umgehen zu können,
- Flucht in Fantasiewelten,
- innerlicher Rückzug,
- Abspaltung von dem Erlebten
- komplett gestörtes Ess-/Trinkverhalten, um mit der inneren Unruhe und den schrecklichen Gefühlen, umgehen zu können.

Wie merkwürdig solche Verhaltensweisen auch erst einmal erscheinen – sie helfen, das Erlebte und den inneren Spannungszustand aushalten zu können. Viele Menschen, die sexuelle Übergriffe erlebt haben, behalten diese Überlebensstrategien lange bei. All diese Verhaltensweisen sind Strategien, die dem seelisch verletzten Menschen helfen, wenigstens zeitweise das Leben unter Kontrolle zu bekommen. In meinen Seminaren berichten Teilnehmer*innen von Kolleg*innen, die ein verändertes Verhalten aufweisen. Jeder merkt, dass etwas nicht stimmt, kann es aber nicht recht einsortieren. Deshalb möchte ich im Folgenden Ihre Wahrnehmung schärfen, damit Sie Überlebensstrategien von Kolleg*innen erkennen und darauf eingehen können.

6.1 Psychische Störungen

Menschen, die einen sexuellen Übergriff erlebt haben, können anschließend an psychischen Störungen leiden, u. a. den eben genannten Überlebensstrategien. Für viele ist es eine große Erleichterung, wenn all die Symptome und Gefühle einen Namen bekommen oder als Krankheit benannt werden. So erlebte es eine Klientin nach einem schrecklichen Übergriff als sehr hilfreich, als der Arzt eine posttraumatische Belastungsstörung (PTBS) diagnostizierte.

Definition **PTBS**

Eine posttraumatische Belastungsstörung ist eine verzögerte Reaktion auf ein sehr belastendes, bedrohliches oder auch lebensbedrohliches Ereignis (Trauma), dass bei einem Menschen eine tiefe Verzweiflung hervorruft.

Bei einer PTBS wird unterschieden zwischen

- Intrusion: Ereignisse oder Teile davon werden immer wieder erlebt,
- Avoidance: Situationen, die an das Ereignis erinnern, werden tunlichst vermieden,
- Hyperarousal: der Mensch empfindet starke körperliche und gefühlsmäßige Erregung und/oder ständiges Gedankenkreisen.

Das ständige Wiedererleben des Ereignisses wird durch sogenannte Trigger ausgelöst, z. B. durch ein Geräusch, einen Geruch oder Geschmack. Dieses plötzliche Auftauchen von Erinnerungen nennt man »Flashback«. Das bedeutet, der Körper verhält sich so, als würde die Tat bzw. der Übergriff genau jetzt noch einmal passieren. Bei der PTBS sind einerseits Symptome des Wiedererlebens da, die bei Betroffenen entweder tagsüber oder auch in nächtlichen Angstträumen wiederkehren. Diese Flashbacks sind eine Form von szenischem oder visuellem Wiedererleben, die sich auch in Form von Gerüchen, Geräuschen oder auch Körpererinnerungen zeigen kann. Um Flashbacks abzustellen, ist es wichtig, in Bewegung zu kommen, das bedeutet, aufstehen oder im Raum herumspazieren, den Raum oder die Örtlichkeit zu wechseln, sich selbst zu berühren. Hilfreich ist evtl. auch leichtes Kneifen, um sich selbst zu verdeutlichen, dass es eine Erinnerung ist, dass man aktuell nicht in Gefahr ist, sondern im Hier und Jetzt an einem sicheren Ort.

An der Ruhr Universität Bochum haben Forscher um Prof. Henrik Kessler 20 Probanden mit einer komplexen PTBS Tetris spielen lassen. Zuvor hatten alle Probanden in einem Tagebuch ihre Flashbacks und die genauen Inhalte aufgeschrieben. Einmal pro Woche notierte jeder Proband eine belastende Erinnerung auf einem Blatt und zerriss dieses danach – ohne über das Geschriebene zu sprechen. Direkt im Anschluss spielten die Probanden 25 Minuten Tetris auf einem Tablet. In der Woche nach der Tetris-Intervention ging die Häufigkeit des behandelnden Flashbacks im Durchschnitt um 64 Prozent zurück. Auch die übrigen Flashbacks reduzierten sich um 11 Prozent. Dieser Versuch funktionierte bei 18–20 Probanden.

Die Erklärung der Forscher: Wenn sich ein Mensch, der eine belastende Situation erlebt hat, detailliert ein Bild von der belastenden Erinnerung machen kann, aktiviert das die Gebiete der räumlich-bildlichen Verarbeitung im Gehirn. Und in dem Moment wird die Gedächtnisspur, die die Erinnerung hinterlassen hat, kurzzeitig labil und damit beeinflussbar.[9]

---

[9] Vgl. „Posttraumatische Belastungsstörung. Flashbacks durch das Spielen von Tetris abschwächen. https://news.rub.de/wissenschaft/2019-01-08-posttraumatische-belastungsstoerung-flashbacks-durch-das-spielen-von-tetris-abschwaechen

6.2 Psychosomatische Beschwerden

Ein seelischer Schmerz, der durch einen sexuellen Übergriff ausgelöst wurde, kann durchaus auch körperlich ausgedrückt werden. Bauchschmerzen, Kopfschmerzen, Migräne, Allergien, Hauterkrankungen, Schlafstörungen etc. können nach einem sexuellen Übergriff als Reaktion auftreten. Menschen, die sexuelle Gewalt erlebt haben, fürchten sich oft vor dem Schlafengehen, da sie während des Schlafens die Kontrolle aufgeben müssen. Sie können aber auch Angst vor Träumen oder Alpträumen haben und deshalb an Schlafstörungen leiden.

6.3 Dissoziation

Definition **Trauma**

Ein Trauma (lat. Wunde) ist für einen Menschen ein als lebensbedrohlich wahrgenommenes Ereignis, das die eigenen Bewältigungsstrategien übersteigt und der betroffenen traumatisierten Person das Gefühl von Hilflosigkeit oder starker Angst vermittelt.

Der Mensch, der sich in dieser Situation befindet, möchte dann am liebsten flüchten oder kämpfen. Beides ist nicht möglich, sodass weder der Körper noch die Seele sich dieser Situation entziehen können. Wenn ein Trauma sehr groß ist, kann es sein, dass ein Mensch immer und immer wieder von Erinnerungen – z. B. an einen sexuellen Übergriff – eingeholt wird. Innere Bilder und unerträgliche Gefühle überrollen die traumatisierte Person. Der Mensch hat nicht mehr die Möglichkeit, frei zu wählen. Dieses Notfallprogramm heißt Dissoziation und es kann sich sehr unterschiedlich zeigen.

Definition **Dissoziation**

Dissoziation ist die Fähigkeit eines Menschen, etwas aus dem Alltagsbewusstsein abzuspalten.

Einige Menschen haben das Gefühl, ihr Selbst- oder Identitätsgefühl zu verlieren. Auf der affektiven Ebene fühlt sich das so an, als wenn Gefühle und Gedanken nicht zu einem selbst gehören. Gedanken wie: »Das kann doch nicht sein, das bin ich doch nicht« oder »So denke ich doch nicht!« Wahrnehmungen und Empfindungen passen nicht überein. Auf der anderen Seite kann bei einer Dissoziation das Erleben von Zeit verzerrt erlebt werden. Dissoziation kann auch einen teilweisen oder auch völligen Erinnerungsverlust beinhalten, oder auch veränderte Wahrnehmungen und Einschätzungen.

6.4 Strukturelle Dissoziation

Erlebt ein Mensch immer wieder über lange Zeit Gewalterfahrung oder sexualisierte Gewalt, so kann es sein, dass sich seine ganze Persönlichkeit dissoziativ organisiert. Dann spricht man von struktureller Dissoziation. Die Abspaltung der Persönlichkeit ermöglicht dem traumatisierten Menschen das Überleben in einer ausweglosen Lebenssituation. Die Dissoziation ist keine bewusste Entscheidung, sondern geschieht unwillkürlich und ist von dem Betroffenen nicht steuerbar. Der Psychiater Pierre Janet beschrieb dieses Phänomen vor mehr als 100 Jahren. Er beschrieb damit *»psychische Prozesse …, die mit einem Auseinanderdriften und sich Trennen – einer Desintegration – von Bewußtseinsinhalten einhergehen.«*[10] Jeder abgespaltene Persönlichkeits-Anteil fühlt auf ganz eigene Weise und hat bestimmte Aufgaben und Fähigkeiten. Vielen Betroffenen gelingt es, ein Leben mit mehreren »Innenpersonen« zu führen. Es braucht eine längere Therapie, um diese unterschiedlichen Innenpersonen miteinander zu vernetzen. Diese Anteile sind keine eigenständigen Personen, ganz gleich wie abgetrennt sie sich anfühlen.

[10] https://www.wicker.de/kliniken/hardtwaldklinik-i/behandlungsschwerpunkte/dissoziative-stoerungen/

6.5 Selbstverletzungen

Ob Essstörungen, Drogenkonsum, Fantasiewelten oder Selbstverletzungen, all das können zunächst Überlebensstrategien sein, um nach einem sexuellen Übergriff weitermachen zu können. Allerdings helfen sie nicht auf Dauer. Wenn innere Spannungen bei einem Menschen nach einem sexuellen Übergriff sehr hoch sind, fangen manche Menschen an, sich selbst zu verletzen, um sich wieder spüren zu können. Oft verletzen sie sich selbst, schlagen mit dem Kopf an die Wand, kratzen sich wund, schneiden oder ritzen sich, verbrennen sich mit Kerzen oder der Glut einer Zigarette. Viele Menschen sagen, dass sie den körperlichen Schmerz so gut wie nicht oder gar nicht spüren. Nach der Selbstverletzung erleben sie sich aber sehr viel ruhiger.

6.6 Zwangserkrankungen

»Eine Zwangserkrankung ist eine psychische Störung, deren wesentliche Kennzeichen wiederkehrende unerwünschte Gedanken (Obsessionen) und zwanghafte Handlungen sind, die den Betroffenen immer wieder stereotyp beschäftigen. Zwanghafte Vorstellungen oder Handlungen kennen die meisten Menschen von sich selbst, z. B. das Prüfen ob die Tür wirklich geschlossen ist, obwohl man eigentlich weiß, dass man sie gerade erst abgeschlossen hat. Von einer Zwangserkrankung oder Zwangsstörung spricht man erst, wenn sich derartige Verhaltensweisen andauernd wiederholen und ein solches Ausmaß annehmen, dass der Betroffene daran leidet und/oder der Alltag beeinträchtigt ist.«[11]

Zu einer Zwangserkrankung gehören neben den Zwangsgedanken auch Zwangshandlungen. Das kann ein Waschzwang sein, ein Putzfimmel bis hin zu absurden Kontrollverhalten oder Ordnungsticks. Am Anfang und zu Beginn der veränderten Handlungen geben die Zwangshandlungen dem Menschen ein Gefühl von Sicherheit, durch die ständige Wiederholung wird die Verhaltensweise zum Zwang.

---

[11] https://www.neurologen-und-psychiater-im-netz.org/psychiatrie-psychosomatik-psychotherapie/erkrankungen/zwangserkrankungen/was-sind-zwangserkrankungen/

7 Ihr Notfallsystem

7.1 Nutzen Sie eine klare Sprache

Wenn Sie das Gefühl haben (und es ist allein **Ihr** Gefühl, das zählt!) wählen Sie eine ganz deutliche Sprache und klare Worte! Verallgemeinern Sie nichts. Sagen Sie also nicht »So etwas macht man nicht« oder »Das gehört nicht hierhin!«, sondern sagen Sie klar und deutlich: »**Ich** will nicht, dass Sie mich anfassen!« – »Das verletzt **mich**!« – »Das empfinde **ich** als Beleidigung!« Es interessiert hier überhaupt nicht, wie der andere etwas gemeint hat, es geht hier allein um Ihr Gefühl. Einer meiner Dozenten in der Coaching-Ausbildung hat einmal einen klugen Satz gesagt: *»Wenn ich etwas nicht möchte, habe ich das Recht, es auch ehrlich zu benennen. Wenn der andere es dann nicht versteht, nicht darauf eingeht, das Gesagte bewertet, ist das nicht mein Problem. Ich bin für das Gefühl des anderen nicht verantwortlich!«*

7.2 Ignorieren Sie eine sexuelle Belästigung nicht

Wenn Sie sich bei einer verbalen Attacke oder einer unangemessenen Berührung unwohl fühlen, gehen Sie auf keinen Fall darüber hinweg! Wenn Ihr Bauch schreit, sich ihr Magen zusammenzieht, Ihr Herz klopft, Ihr Puls schneller schlägt und Sie am liebsten weglaufen möchten, dann ignorieren Sie diese Gefühle auf keinen Fall! Verlassen Sie stattdessen den Raum, wenn Ihnen danach ist. In meinen Seminaren sind v. a. sehr junge Menschen fassungslos, wenn ein Patient/Bewohner im Bett oder unter der Dusche beginnt, sein Geschlechtsteil zu berühren bzw. anfängt zu onanieren. In dieser

Situation fühlen sich viele Pflegekräfte vollkommen überfordert und haben das Gefühl, sie könnten die Patient*innen/Bewohner*innen nicht allein lassen. Das ist sicherlich richtig. Es fällt schwer, das Zimmer zu verlassen, weil sie eine Fürsorgepflicht für Bewohner*innen haben. Beginnt ein Bewohner allerdings im Bett zu onanieren, habe ich auch ein Recht auf Distanz und Selbstschutz und kann vor die Tür gehen. Steht der Senior unter der Dusche, darf ich kurz vor die Tür gehen, um mich zu schützen. Es geht also um Ihr Gefühl. Sie würden, wenn Sie im Zimmer bleiben würden, Ihre eigenen Grenzen verletzen und diese Bilder könnten Scham und Ekel bei Ihnen auslösen!

7.3 Entwickeln Sie Ihr eigenes Notfallsystem

Suchen Sie Hilfe: Wenn Sie sich in einer Situation nicht wohl fühlen, Angst haben oder sich bedroht fühlen, überlegen Sie, wer Ihnen helfen könnte. Wäre das eine Kollegin, eine Vertrauensperson, die Stationsleitung oder die Pflegedirektion? Vielleicht auch die Gleichstellungsbeauftragte oder eine ältere Kollegin im Team oder Haus.

Üben Sie Körperspannung: Wenn sich Ihnen eine Person nähert und versucht, Sie anzufassen, strecken Sie Ihren Arm aus und halten Sie Ihrem Gegenüber die offene Handfläche hin. Verstärkt mit einer verbalen Äußerung signalisiert es ganz klar Ihre Abwehr!

Gehen Sie offen mit der Situation um: Wenn Sie im Umgang mit männlichen Patienten sexuelle Übergriffe erlebt haben, schweigen Sie nicht darüber! Sprechen Sie im Team über den Vorfall. Das entlastet und Sie werden wahrscheinlich erleben, dass andere im Team evtl. Ähnliches erlebt haben. Gemeinsam sind Sie stark und können Handlungsschritte entwickeln und so ganz klar signalisieren: Mit uns nicht!! Lassen Sie sich nicht entmutigen, wenn es Teammitglieder gibt, die eine andere Haltung dazu haben. Eine Teilnehmerin im Seminar berichtete mal, dass eine Kollegin ihr gesagt habe: »Sieh es doch als Kompliment.« Das ist schlichtweg Unsinn! Genau solche Äußerungen führen dazu, dass Pflegekräfte, die einen Übergriff erlebt haben, an ihre Grenzen stoßen, hilflos sind und sich nicht mehr trauen, über einen sexuellen Übergriff zu sprechen!

Treten Sie bei Menschen mit kognitiven Einschränkungen deutlich auf: Auch bei Menschen, die kognitiv eingeschränkt haben, z. B. durch eine Demenz, müssen Sie einen Übergriff nicht aushalten, sondern sich andere Strategien überlegen. Menschen mit Demenz verstehen deutliche Signale oft sehr gut. Aber es geht darum, auch den Menschen in seiner Demenz zu schützen und dafür zu sorgen, dass er seine Würde behält, da er wegen seiner kognitiven Störung nicht bewusst verletzen will, oder gar mit einer Absicht. Sie können also deutliche Signale aussenden, sich schützen, verurteilen aber in diesem Moment nicht den Demenzkranken und schimpfen auch nicht mit ihm. Wenn ein Mensch mit Demenz versucht, Sie in eine Umarmung zu ziehen, oder Sie an intimen Körperstellen berühren möchte, können Sie sagen: »Stopp, das möchte ich nicht!« – »Das gehört sich nicht!« – »Das macht man aber nicht!«

Dokumentieren Sie den Vorfall: Schreiben Sie ein Gedächtnisprotokoll mit Datum, Uhrzeit und dem Vorfall (in Stichworten). In einigen Kliniken und Seniorenheimen gibt es inzwischen Ordner, in denen Mitarbeiter sexuelle Übergriffe und auch verbale Attacken dokumentieren können. Damit haben Sie zum einen den genauen Verlauf schriftlich fixiert und dieser Ordner dient zum anderen dazu, im Team noch einmal über die Ausmaße der Übergriffe zu sprechen, um ein Gesamtbild zu erzielen. In einigen Kliniken werden solche Akten an die Klinikleitung bzw. Geschäftsführung weitergegeben. In einigen Häusern ist man sogar dazu übergegangen, Hausverbote auszusprechen, Anzeigen gegen die Täter zu starten bzw. auch Heimverträge zu kündigen.

7.4 Besuchen Sie jährlich Seminare zum Thema

Ihnen stehen jedes Jahr fünf Fortbildungstage zur Verfügung. In Seminaren zum Thema »Sexuelle Übergriffe und Gewaltprävention« lernen Sie in Rollenspielen (in denen ganz konkrete Situationen geübt werden) gute Handlungsstrategien. Gemeinsam werden Sie hier gestärkt. Die gemeinsame Arbeit mit dem Team und das Gefühl, dass alle auf dem gleichen Stand sind, vermitteln zusätzlich Sicherheit. In gemischten Gruppen können die

Teilnehmer und Teilnehmerinnen erkennen, dass es in anderen Häusern die gleichen Probleme gibt und der Austausch allen sehr gut tut. Die Selbstwahrnehmung zu sensibilisieren hilft Ihnen in Ihrer zukünftigen Arbeit, auf unerwartete Situationen gut vorbereitet zu sein!

7.5 Nutzen Sie Coaching und Supervision

Supervision ist ein kollegialer Beratungsansatz. Er bietet Ihnen qualifizierte Unterstützung bei der Bewältigung beruflicher Aufgaben und dient zur Reflexion Ihres beruflichen Handelns. So hilft Supervision bei Einzelpersonen und bei Gruppen/Teams in unterschiedlichen Arbeitsfeldern. Supervision eignet sich besonders, um persönliche Aspekte im Arbeitsleben genauer zu betrachten, Ursachen und Zusammenhänge von Störungen im beruflichen Alltag zu erkennen. Das bedeutet bezogen auf sexuelle Übergriffe, im Coaching mit Hilfe bestimmten Methoden Strategien für ein Team zu entwickeln und einheitliche Handlungsstrategien zu entwickeln.

Coaching ist ein professionelles und Klienten orientiertes Selbst- und Veränderungsmangement. Es unterstützt Sie dabei, individuelle Ziele zu erkennen, zu entwickeln oder zu hinterfragen und eigene Ressourcen zu entdecken. Coaching fördert die Klarheit Ihrer Wahrnehmung und hilft Ihnen dabei, Ihr Denken, Fühlen und Handeln zu verstehen. Im Coaching werden jedoch keine Lösungen oder Rezepte vorgegeben, sondern in einem Prozess mit den Klient*innen oder genauer gesagt: mit dem Coachees gemeinsam erarbeitet. Dabei ist der Coach Begleiter oder Unterstützer. Wichtig ist, dass die Chemie zwischen Coach und Klient stimmen muss. Der Klient kommt immer freiwillig und kann sich darauf verlassen, dass der Berater in positiv wertschätzt und genau zuhört. Das bedeutet, die Gefühle des Klienten werden ernst genommen und nicht bewertet.

7.6 Setzen Sie Entspannungs-Übungen ein

Es gibt, neben einer Therapie, die in einigen Fällen sicherlich nötig ist, viele kleine Übungen, wie sich Spannungen im Alltag abbauen lassen. Ein paar davon:

- Konzentrieren Sie sich bewusst auf die Atmung.
- Zählen Sie langsam bis 20.
- Schnuppern Sie an angenehmen Düften.
- Hören Sie Ihre Lieblingsmusik.
- Bewegen Sie sich, gehen Sie spazieren, tanzen, walken oder joggen.
- Lassen Sie warmes oder kaltes Wasser über die Unterarme laufen.
- Sprechen Sie mit Freund*innen.

7.7 Stärken Sie Ihr Selbstwertgefühl

Es ist sehr wichtig, dass sich Betroffene klarmachen, was sie möchten und was nicht. Sie müssen über ihren Selbstwert nachdenken. Ein Aspekt des Selbstwertes ist die Selbstliebe. Nur wer sich selbst genug liebt, geht auch achtsam mit sich um, kennt seine Grenzen und kann sie wahren. Selbstliebe ist also ein wichtiger Aspekt des Selbstwertgefühls, das unser Selbstbild bestimmt. Sie ist auch die Basis dafür, dass wir wertschätzend mit anderen Menschen umgehen, aber unsere Grenzen kennen.

Übung

Spüren Sie, wie es Ihnen geht

Nehmen Sie sich Zeit und suchen Sie einen ruhigen Ort auf. Setzen Sie sich aufrecht hin. Versuchen Sie Ihren Atem wahrzunehmen und beobachten Sie Ihre Ein- und Ausatmung. Erinnern Sie sich an eine konkrete Situation, nehmen Sie einmal das Gefühl wahr, das Sie in dieser Situation hatten. Vielleicht merken Sie, dass Sie sehr wütend werden. Lassen Sie zu, dass dieses Gefühl da ist.

Konzentrieren Sie sich ganz auf Ihren Körper. Spüren Sie, was passiert, wenn Sie an diese Situation denken. Verspannt sich Ihr Nacken, krampft der Magen zusammen? Nehmen Sie diese Eindrücke wahr, auch wenn es Ihnen schwer fällt. Versuchen Sie, das genaue Gefühl zu benennen und auszusprechen, z. B.:

- »Ich bin wütend!«
- »Ich fühle mich hilflos!«
- »Ich bin traurig.«

In dieser Übung geht es darum, dass Sie Ihr Gefühl würdigen und annehmen, um dann angemessen zu reagieren.
Atmen Sie tief durch und geben Sie sich ein neues Mantra:

- »Ich habe das Recht, Nein zu sagen!«
- »Kein Mensch darf mich verletzen!«
- »Halt! Das ist mein Körper!«

Wann immer Sie die Gelegenheit haben, sagen Sie sich Ihr persönliches Mantra. So kommen Sie Schritt für Schritt aus der Opferrolle hinaus.

Übung

Positive Selbsteinredung
Schreiben Sie eine Woche lang jeden Tag auf, was Sie Positives über sich selbst berichten können: Was haben Sie erlebt? Gab es eine Situation, in der Sie sich abgegrenzt haben? Waren Sie stolz auf sich?
Sollten Sie auf der Station oder im Patientenzimmer Gedanken haben wie: »Mensch, hoffentlich belästigt mich Herr Müller nicht!«, dann ändern Sie diesen Gedanken, z. B. in:

- »Ich entscheide selbst, wer mich berührt!« oder
- »Ich habe das Recht, mich abzugrenzen!«

Schreiben Sie diesen neuen Satz auf, damit Sie dieses neue Mantra, die positive Selbsteinredung, verinnerlichen.

8 Übergriffe auf männliche Pflegekräfte und Ärzte

In meinen Seminaren zum Thema »sexuelle Übergriffe« gibt es seit vielen Jahren Irritationen darüber, dass auch männliche Pfleger und Auszubildende Opfer von sexuellen Übergriffen sind. Ich muss gestehen, als ich mich das erste Mal mit der Thematik beschäftigte, konnte ich es auch nicht glauben, aber es ist wirklich so: Männliche Pflegekräfte erleben sexuelle Übergriffe von Männern, aber insbesondere von Frauen. Diese Form der Übergriffe verlaufen oft anders. Viele männliche Seminarteilnehmer schämen sich, es offen anzusprechen, weil sie Angst vor der Reaktion der Kolleg*innen haben. Sie sind irritiert darüber, dass sie als Mann belästigt werden, weil es nicht in ihr Rollenbild vom starken Mann (und der schwachen Frau) passt.

8.1 Ein Tabu wird gebrochen

Übergriffe von älteren Damen (zwischen 60–80 Jahren, nicht demenziell oder kognitiv verändert) auf junge männliche Pflegekräfte sind ein absolutes Tabuthema. Männlichen Pflegern fällt es nach wie vor sehr schwer, sich zu dieser Thematik in Seminaren zu öffnen. Oftmals gibt es von Seminarteilnehmerinnen ungläubiges Erstaunen oder die Aussage: »Aber Du bist doch ein Mann und kannst Dich wehren!« Das stimmt sicherlich, doch auch hier ist es sehr häufig die Plötzlichkeit der Attacke. So sagte einmal ein männlicher Seminarteilnehmer: *»Naja, bei einer älteren Patientin denkt man häufig, es handelt sich um ein Neutrum, sexuelle Gelüste mit 75 Jahren erscheinen seltsam. Oder man assoziiert: Ältere Damen sind Großmütter, die kochen Kakao und lesen Märchen vor. So ist man darauf nicht vorbereitet und weiß nicht, was man dazu sagen soll.«*

Als ich selbst das erste Mal von sexuellen Übergriffen auf männliche Pfleger und Schüler hörte, war ich perplex. Im Unterricht hatte ich vor 15 Jahren sechs junge Männer in der Ausbildung zum Altenpfleger. Die weiblichen Auszubildenden berichteten von Übergriffen von Seiten der männlichen Bewohner und eine Auszubildende sagte zu ihren männlichen Kollegen: *»Na, ihr könnt echt froh sein, dass ihr davon verschont bleibt.«* Von ihrem Kollegen Marcel, damals 19 Jahre alt, kam eine zaghafte Antwort: *»Hast Du eine Ahnung, wir haben es auch nicht leicht!«* Daraufhin wurde es sehr leise im Klassenraum. Eine Auszubildende meinte: *»Also, Du willst mir doch nun nicht weismachen, dass Männer Dich angrabschen.«* Die jungen Männer schauten einander an und Björn meinte: *»Nee, noch schlimmer!«* Alle schauten verdutzt und ich spürte bei meinen männlichen Auszubildenden eine große Hilflosigkeit, aber auch eine große Scham. Auf meine Nachfrage erklärte Björn: *»Aber uns würde ja keiner glauben. Das habe ich auch schon erlebt. Und es ist widerlich, einfach ekelhaft, ich hätte nie gedacht, das alte Frauen so etwas tun!«*

Die weiblichen Auszubildenden konnten kaum glauben, was sie hörten. Ich wies daraufhin, dass genau diese Ungläubigkeit ein Problem sei. Wir könnten schlicht nicht glauben, dass ältere Frauen übergriffig werden, weil wir mit älteren Frauen andere Verknüpfungen haben. *»Ja, das ist ja das Problem«*, sagte da Sven. *»Zum einen ist man völlig überrascht und dann kann ich doch nicht die Hände einer älteren Dame wegschlagen, oder?«* Die Frage ist also, wie wir damit umgehen und was männliche Pflege erleben. Eine kurze Sammlung entstand:

- Anfassen an den Händen,
- Heranziehen ins Bett,
- in den Schritt fassen,
- unter die Dusche ziehen,
- Geldangebote,
- Sprüche:
  - »Wollen Sie sich ein wenig Geld verdienen?«
  - »Untenrum bin ich auch noch nicht angefasst worden«
  - »Willst Du mich mal ficken?«

In zwei Arbeitsgruppen überlegten die Auszubildenden, wie sie zukünftig damit umgehen wollen und entwickelten einen Handlungsleitfaden:

- »Ich nenne die Dinge beim Namen: ›Frau Müller, ich bin hier, um Ihnen bei der Pflege zu helfen, aber das möchte ich nicht.‹«
- »Ich sage ›Stopp‹ oder ›Halt‹, hier ist meine Grenze« und ich achte mein Gefühl: »Meine Empörung ist berechtigt!«
- »Ich nehme mein Gefühl ernst, ich darf mich wehren, wenn meine Gefühle verletzt werden: ›Frau Müller, nehmen Sie bitte dort Ihre Hände weg!‹«
- »Ich grenze mich ab: ›Das möchte ich nicht hören, was Sie da gerade sagen.‹«
- »Ich habe das Recht, diesen Vorfall zu melden.«
- »Ich darf es ablehnen, mit der Patientin weiterhin allein zu sein.«

Nach der Gruppenarbeit planten wir gemeinsam im nächsten Schritt, wer Ansprechpartner ist:

- Der Vorgesetzte hat die Verpflichtung, diesen Vorfall aufzunehmen, da es ein Beschäftigtenschutzgesetz gibt.
- Praxisanleiterin/Praxisanleiter,
- Gespräche mit einer Vertrauensperson in der Schule,
- Austausch mit den anderen Mitschülern.

Am Ende der Stunde frage ich die Auszubildenden nach ihrem Befinden. Die Männer sagten: *»Es hat so gut getan, darüber sprechen zu können und ernst genommen zu werden, auch wenn es am Anfang schwer war. Ich würde jeden neuen männlichen Unterkursschüler darauf vorbereiten und auch im Team in der Übergabe darauf hinweisen, dass so etwas passieren kann. Gut war heute, auch über die Gefühle reden zu können und Handlungsstrategien zu erarbeiten, das hat mir sehr viel Sicherheit gegeben.«*

Die Frauen sagten: *»Wir sind immer noch ein wenig geschockt und werden nicht mehr lachen, sondern das Thema ernst nehmen. Wenn wir auf der Station bemerken, dass ein männlicher Schüler oder Praktikant verschüchtert ist, würden wir ihn darauf ansprechen. Es ist wichtig, dass das kein Tabu bleibt!«*

8.2 Martin S.: »Sie zog meine Hand in ihren Schritt«

Martin S., 25 Jahre, war Teilnehmer meines Seminars »Sexuelle Übergriffe in Seniorenheimen«, als ich ihn vor drei Jahren kennenlernte. In der Gruppe waren damals 16 Teilnehmer, davon sieben Männer. Er berichtete von dem sexuellen Übergriff einer 75-jährigen Seniorin, die keine kognitive Einschränkung hat: *»Als ich morgens zu Frau G. ins Zimmer ging, um ihr bei der Körperpflege behilflich zu sein, war sie ruhiger als sonst. Ich half ihr aus dem Bett und fragte sie, ob es ihr gut ginge. Frau G. meinte: ›Ach, ich habe mich schon den ganzen Morgen darauf gefreut, dass Sie vorbeikommen.‹ Sie sah mir in die Augen und ich lächelte: ›Ja, ich habe mich auch gefreut, Sie zu sehen.‹ Als ich sie anschaute, nahm sie meine Hand und zog sie in ihren Schritt. Ich war so erstarrt, dass ich mich nicht wehren konnte. Frau G. sagte noch: ›Ich bin so einsam.‹ Im selben Moment riss ich meine Hand zurück, holte einen Hocker, damit sie Platz darauf nehmen konnte, und verließ unter einem Vorwand das Zimmer.«*

Als Martin S. von dem Vorfall berichtete, wirkte er noch immer irritiert. Einige männliche Teilnehmer sagten laut: *»Das kenne ich!«* Die weiblichen Seminarteilnehmer schauten ungläubig, manche schüttelten den Kopf und kommentierten den Vorfall: *»Das ist ja furchtbar.« – »Mein Gott, ich bin erschüttert! Frauen in dem Alter!« – »Sexuelle Übergriffe auf Männer. Unglaublich!«* Ich fragte Martin S., wie er weiter damit umgegangen war. *»Danach habe ich erst einmal einen Kaffee getrunken und musste mich sammeln. Sicherlich hatte ich in meiner Ausbildung mal davon gehört, dass es Übergriffe gibt, aber dass es die auch auf Pfleger gibt, das war mir neu. Ich bin dann zu Frau G. gegangen und habe ihr sehr distanziert bei der Körperpflege geholfen. Sie hat mich danach nicht mehr angesehen. Wir haben nicht mehr über den Vorfall gesprochen.«* Doch weder gegenüber seinen Kolleg*innen noch der Wohnbereichsleitung schilderte Martin seine Erlebnis. *»Wer hätte mir das geglaubt? Ich habe meiner eigenen Wahrnehmung misstraut. Ich hatte Angst, wieder ins Zimmer zu gehen, aber auch, dass Frau G. nachher sagt, ich hätte sie belästigt. Ich habe nach dem Dienst geduscht und mir nachmittags einen Krankenschein* *geholt, damit ich erst einmal Abstand zu dieser Geschichte bekomme.«* Martins Erlebnis zeigt die typischen Ängste:

- »Kann ich meiner eigenen Wahrnehmung trauen?«
- »Habe ich mich falsch verhalten?«
- »Es handelt sich doch um eine ältere Frau!«
- »Darf ich mich gegen Frauen wehren?«
- »Das glaubt mir doch niemand?«
- »Meine Kollegen werden mich nicht ernstnehmen.«
- »Da Erlebnis ist mir peinlich, ich schäme mich.«
- »Ich habe Angst, dass mir etwas angehängt wird.«

All diese Fragen führen dazu, dass sexuelle Übergriffe auf Männer ein solches Tabuthema sind.

8.3 Übergriffe auf Ärzte

An einer Online-Umfrage des Gesundheitsportals Medscape nahmen über 1.000 Beschäftigte aus dem Gesundheitswesen teil: Jeder vierte Arzt und mehr als ein Drittel des Pflegepersonals erlebten sexuelle Übergriffe durch Patienten. Laut einer Studie der Antidiskriminierungsstelle des Bundes hat jede 7. erwerbstätige Frau (13 Prozent) und jeder 20. Mann (5 Prozent) bereits eine sexuelle Belästigung am Arbeitsplatz erlebt. Am stärksten betroffen sind Mitarbeiter*innen aus dem Gesundheits- und Sozialwesen. Durch diese Studie gibt es nun in Deutschland Zahlen zu sexuellen Übergriffen AUF Ärzt*innen. Die Präsidentin des Deutschen Ärztinnenbundes (DÄB), Dr. Christiane Groß schloss aus dem Medscape-Report, dass Ärzt*innen oft mehr gefährdet sind, einen sexuellen Übergriff zu erleben, als in anderen Berufen, da sie sehr dicht an Kolleg*innen, aber körperlich noch näher an Patient*innen sind. Auszüge aus der Studie[12]:

---

[12] Vgl. Gottschling C (2019): Report zur sexuellen Belästigung unter Ärzten, Pflegepersonal und Patienten: Was passiert in Kliniken und Sprechzimmern? https://deutsch.medscape.com/diashow/49000691

- »Ein Oberarzt umarmte mich während der Narkoseeinleitung von hinten und berührte meine Brüste und griff mir zwischen die Beine.«
- »Von einem Kollegen wurden mir immer wieder Nachrichten oder auch Filmchen von nackten Frauen zugesendet.«
- Anzügliche Kommentare und Blicke (61 Prozent).
- Vorschläge für sexuelle Aktivitäten (32 Prozent).
- Ständige Flirts oder Fragen nach einem Treffen (25 Prozent).
- Unerwünschte Briefe, Textnachrichten und Emails mit sexuellem Inhalt (18 Prozent).
- Bei mehr als der Hälfte der Befragten wurden die Kolleg*innen auch körperlich aufdringlich:
  - Annährungen und fehlende Distanz (56 Prozent),
  - unerwünschtes Anfassen und Umarmen (51 Prozent),
  - einem von 14 Medizinern wurde eine Beförderung als Gegenleistung für eine sexuelle Gefälligkeit in Aussicht gestellt (oder mit Nachteilen gedroht),
  - gewaltsame Berührung oder gar Zwang zu sexuellen Kontakt.
- Übergriffe aus dem Kolleg*innenkreis
  - Bei Übergriffen aus dem Kolleg*innenkreis ist der Täter in jedem zweiten Fall ein anderer Arzt.
  - In den seltensten Fällen (9 Prozent) sind Täter und Opfer dabei beruflich auf Augenhöhe, das bedeutet verschiedene Hierarchiestufen.
  - Jede zweite Belästigung geht von einem Vorgesetzten aus.

Die Übergriffe geschehen oft an öffentlichen Orten, wie z. B. im OP-Bereich, in Untersuchungs- oder Behandlungszimmern oder auf den Klinikfluren. Ein Fünftel der sexuellen Belästigungen fand hinter den verschlossenen Türen statt.

- Knapp die Hälfte fühlte sich nach dem Angriff bzw. Übergriff verletzt oder sehr verletzt.
- 4 von 10 Medizinern (39 Prozent) gaben an, dass sie das Erlebte stark im Berufsleben beeinträchtigt hat.
- Fast ein Viertel (23 Prozent) kündigte nach dem Übergriff bzw. spielte mit dem Gedanken zu kündigen.

Obwohl es sehr erhebliche Auswirkungen gab, haben drei von vier Opfern den Täter nicht gemeldet. Dahinter steckten oft die Angst und die Sorge, dass man ihnen vorwerfen würde, überreagiert zu haben (40 Prozent). Eine andere Angst war, dass ohnehin nichts gegen den Täter unternommen werden würde (26 Prozent). Eine weitere Sorge war, dass die Aussagen nicht vertraulich behandelt würden (21 Prozent). Mehr als jeder 5. Arzt (23 Prozent) beklagte mangelnde Unterstützung durch den Arbeitgeber. Angebote und Bitten an den Arbeitgeber, ein Training oder ein Seminar für den Umgang mit sexueller Belästigung zu besuchen, wurde von 92 Prozent abgelehnt. Die Ärzt*innen und Gesundheitspfleger*innen waren sich nach Beendigung der Studie einig: Sexuelle Belästigung wirkt sich am Ende immer negativ auf die Qualität der Patientenversorgung aus.

8.4 Dr. Hartmut G.: »Hätte nie gedacht, dass mir so etwas passiert!«

Dr. Hartmut G. ist 45 Jahr alt und Oberarzt an einer Klinik. Er schilderte mir nach einem Seminar folgendes Erlebnis: *»Vor gut einem Jahr kam eine Patientin in mein Untersuchungszimmer, die ich flüchtig kannte, da sie die Frau eines alten Tennisfreundes von mir war. Frau N., 50 Jahre alt, gut aussehend, kam mit Atembeschwerden und Husten. Während des Gesprächs war ich schon ein wenig irritiert, da sie mir lange in die Augen schaute und sich immer wieder über die Lippen strich. Das war der Moment, in dem ich mich nicht wohl fühlte und dachte, eigentlich möchte ich mit dieser Person nicht allein im Raum bleiben. Ich versuchte, distanziert, aber höflich zu bleiben und bat sie, sich oben frei zu machen, damit ich die Lunge abhorchen könne. Während ich nach meinem Stethoskop griff, stand Frau N. in einem sehr aufreizenden Negligé da, ließ es langsam auf den Boden gleiten und stand schließlich nackt vor mir. Sie kam auf mich zu und fragte, ob sie mir gefalle. Mir wurde schlecht. Übelkeit machte sich in mir breit und ich spürte Angstschweiß unter meinen Achseln. Mein erster Gedanke war: ›Es kann nicht wahr sein! Das ist ein Alptraum! Was, wenn jetzt die Tür aufgeht und meine Assistentin zur Tür hereinkommt?‹ Ich wäre am liebsten aus dem Zimmer gerannt, stand da aber wie gelähmt da und beschimpfte mich: ›Du* *bist ein guter Arzt, stellst gute Diagnosen, kannst mit Patienten kommunizieren und jetzt bist Du stumm!‹ Ich brachte keinen Ton hervor. Wie sollte ich aus dieser Situation heil herauskommen?*

Ich wich schließlich einen Schritt zurück und sagte dann ganz ruhig, aber bestimmt: ›Frau N., Sie sind eine sehr attraktive Frau und das weiß Ihr Mann sicherlich auch zu schätzen. Sind Sie bitte so freundlich und ziehen Sie sich etwas an!‹ Frau N. verzog beleidigt den Mund, zog sich an und verließ den Raum. Ich habe erst einmal tief durchgeatmet und bin dann ich zu meiner Assistentin gegangen, habe ein Kaffee getrunken und mir ihr darüber gesprochen. Sie war auch ganz baff. Ich habe den Vorfall für mich noch einmal dokumentiert und am Abend mit meiner Frau darüber gesprochen. Die war auch schockiert und meinte, ich solle mit meinem Tenniskollegen darüber sprechen, das habe ich aber nicht getan. Auf der einen Seite habe ich ja auch eine Schweigepflicht. Es war eine heikle Situation.«

Dr. Hartmut G. reagierte nach dem ersten Schock sehr souverän und trotzdem wertschätzend. Er hätte vielleicht schon vorher auf sein Bauchgefühl hören und einen Kollegen dazu bitten sollen. Weitere Handlungsschritte für einen solchen Fall:

- Sagen Sie sehr klar zu Ihrem Gegenüber: »Ziehen Sie sich bitte an!«
- Verlassen Sie den Raum.
- Protokollieren Sie im Anschluss den Vorfall.
- Hören Sie im Vorfeld auf Ihren Bauch.
- Sprechen Sie mit Kollegen, besonders auch jüngeren männlichen Kollegen, über diesen Vorfall.
- Bleiben Sie weiterhin sensibilisiert.

9 Sexualität im Alter

Viele Pflegekräfte können sich kaum vorstellen, dass ein älterer Mensch noch sexuelle Bedürfnisse hat. Ebenso wenig erwarten die wenigsten Pflegekräfte, dass ältere Menschen sexuelle Übergriffe starten könnten. Sexualität ist für Pflegende in Seniorenheime und Krankenhäuser oft ein Tabuthema. Aber erotische Empfindungen und auch sexuelle Impulse sind menschliche Bedürfnisse und kommen nicht nur im privaten Kontext vor, sondern auch in Krankenhäusern und in Pflegeeinrichtungen. Patient*innen und Pflegeheimbewohner*innen haben andere Wertvorstellungen als Pflegekräfte, Ärzt*innen, Betreuer*innen und Angehörige. Pflegende haben einen sehr engen Kontakt zu Senior*innen und Patient*innen, eine Intimdistanz, weil viele pflegerische Tätigkeiten sehr körperbezogen sind und beim anderen als sexuelle Verführungsversuche ausgelegt werden können.

Langzeiteinrichtungen wie Pflegeeinrichtungen oder Behindertenstätten sind Orte, an denen Menschen leben, die durchaus Bedürfnisse haben. Alter, Krankheit oder eine kognitive oder körperliche Behinderung löschen Bedürfnisse nicht einfach aus. Die meisten Menschen haben ein Grundbedürfnis nach Nähe und Geborgenheit. Menschen in Langzeiteinrichtungen haben oft nicht den Mut, über ihre Bedürfnisse zu sprechen und werden, wenn sich vieles aufgestaut hat, übergriffig. Für Menschen mit körperlichen Behinderungen sind die Möglichkeiten der Befriedigung häufig sehr stark eingeschränkt. In Langzeiteinrichtungen fehlen häufig die Rückzugmöglichkeiten und auch Einzelzimmer. Manche Pflegekräfte haben auch Angst, sich strafbar zu machen, wenn sie für Bewohner*innen Kontakte zu Prostituierten herstellen oder Medien mit pornografischen Inhalt bereitstellen.

9.1 Der Wunsch älterer Menschen nach Nähe

Zu den Vorurteilen, die sich leider bis heute mit dem Begriff »Alter« verbinden, gehört die Vorstellung, dass das sexuelle Interesse wie auch das sexuelle Reaktionsvermögen im Alter verkümmere. Junge Menschen sind davon überzeugt, dass die Sexualität für Menschen ab 50 Jahren keine nennenswerte Rolle mehr spielt. So höre ich es immer wieder von Auszubildenden, die ich in Pflegeschulen und in Seminaren kennenlerne. Ebenso wie die Annahme, dass bei älteren Frauen, bedingt durch die Wechseljahre, die Lust und die Erotik zum Erliegen kommen. So wird sexuelle Bedürfnislosigkeit zur Norm für alte Menschen. Sexualität wird manchmal als menschliche Leistung betrachtete, das heißt, bis zum 20. Lebensjahr wird die volle Funktionsfähigkeit entwickelt, in den Jahren danach dann die Reproduktionsfähigkeit. Fazit: Alten Menschen wird unterstellt, dass alle entsprechenden Fähigkeiten, Potenziale, Ressourcen und Bedürfnisse im Alter verloren gehen. Wer sich aber mit dem Leben älterer Menschen beschäftigt, erlebt, wie sich dieser tabuisierte Lebensbereich gewandelt hat. Die Institutionen aber leider nicht.

Altenheimbewohner*innen haben kaum Privatsphäre, von einem aktiven sexuellen Erleben ganz zu schweigen. Pflegerische Maßnahme wie Eincremen, die Grundpflege im Intimbereich, Unterstützung beim Duschen oder Baden, das Lagern im Bett werden dann von manchen als sexuell erregend wahrgenommen. Es kann dann zu verbalen oder auch körperlichen Attacken auf das Pflegepersonal kommen. Die Mitarbeitenden fühlen sich zu Recht beschämt, peinlich berührt, verletzt, hilflos oder gedemütigt.[13] Trotzdem aber gilt:

1. Alte Menschen haben das Recht, sich zu verlieben, zu onanieren oder auch Geschlechtsverkehr zu haben. Allerdings sind Pflegekräfte nicht dazu da, hier Unterstützung anzubieten oder Handlungen auszuführen.
2. Pflegekräfte haben das Recht, sich gegen sexuelle Annährungsversuche jeglicher Art abzugrenzen. Das sollten sie klar und eindeutig tun, ohne den anderen bewusst zu verletzen.

---

[13] Vgl. Grond E (2011). Sexualität im Alter. Brigitte Kunz, Hannover.

3. Im Umgang mit Bewohner*innen ist es möglich, dass durch Pflegehandlungen sexuelle Wünsche geweckt werden können. Zu den Aufgaben der Pflegeperson gehört auch, eine angemessene und verständnisvolle Haltung zu entwickeln, die hilft, dass das Gegenüber »sein Gesicht wahren kann«.

9.2 Die Sehnsucht nach Berührung bei älteren Menschen in Heimen

Die anatomischen und physiologischen Voraussetzungen bei alten Menschen haben sich hinsichtlich des Geschlechtsverkehrs nicht verändert, wenn auch bei einigen älteren Menschen das Interesse an sexueller Aktivität nachlässt. Bei anderen ist es eher stärker ausgeprägt. Wenn wir Sexualität als ein natürliches Verlangen und Bedürfnis ansehen, das ein Mensch mit auf die Welt bringt, dann verstehen wir auch, dass dieser Wunsch im Alter nicht nachlässt und können lernen, alten Menschen dieses Bedürfnis auch zuzugestehen. Oftmals fehlt in Senioreneinrichtungen und Krankenhäusern die Möglichkeit, Nähe und Sexualität auszuleben. Patient*innen und Bewohner*innen haben kaum Intimsphäre oder ganz bestimmte Vorstellungen darüber, was sich schickt.
Das sexuelle Verhalten eines Menschen ist Teil seines persönlichen Lebensstils, der sich im Laufe seines Lebens bildet. Wenn ein Mensch im Laufe seines Lebens nur selten die Möglichkeit hatte, seine Sexualität auszuleben, wird er es auch im Alter eher nicht tun und darauf verzichten. Für andere haben Sexualität, Nähe und Geborgenheit einen hohen Stellenwert. Wenn Menschen also im Alter sexuell aktiv bleiben, werden altersbedingte Veränderungen kein Handicap sein oder gar eine Beeinträchtigung darstellen.

In meinen Seminaren höre ich von Pflegekräften und Auszubildenden immer wieder, dass sie sich nicht abgrenzen, weil ihnen der ältere Mensch auch Leid tut; weil sie spüren, dass der andere Nähe benötigt. Sie stecken in einem Konflikt und lassen Berührung zu, obwohl es ihnen damit in der Situation und auch später schlecht geht. Doch es gibt Möglichkeiten, Hilfen und Unterstützungsmöglichkeiten, die Bewohner*innen helfen, Nähe zu erleben .Berufsgruppen, die sich darauf spezialisiert haben.

9.3 Sexuelle Bedürfnisse älterer Menschen – Hilfen und Unterstützungsmöglichkeiten

Prostituierte, Berührer*innen, Sexualtherapeut*innen... Vielleicht denken Sie schon beim Lesen der Überschrift: »Das kann ja wohl nicht wahr sein!« Ich kann Ihnen nur beipflichten, denn auch ich habe einmal anders gedacht. Prostituierte in Altenheimen, Berührer*innen? Als ich mich das erste Mal damit beschäftigte, hatte ich Wochen zuvor sehr viele Anfragen von Angehörigen, die sehr hilflos klangen, weil sie zu Hause überfordert waren.

9.3.1 Lena S.: »Mein Vater ist ein Sexmonster«

Frau Lena S. ist 42 Jahre. Ihr Vater ist 76 Jahre alt, hat eine beginnende Demenz und wohnt in ihrem Haus, in einer Erdgeschosswohnung: *»Vor einem Jahr stellten wir zum ersten Mal eine Pflegekraft für meinen Vater ein. Die kündigte nach acht Wochen, ohne Gründe zu nennen. Mittlerweile haben wir schon die fünfte Pflegekraft eingestellt. Aber auch die droht zu kündigen, da mein Vater sexuell übergriffig geworden ist. Mein Vater war immer ein sehr anständiger Mann und Vorbild für uns Kinder. Nun aber sagt er Sätze wie: ›Du alte Schlampe, Dich würde ich auch mal gerne...‹, fasst der Pflegekraft an die Brüste oder zieht sie ins Bett, versucht sie zu küssen. Ich schäme mich so. Es ist widerlich, mein Vater ein Sexmonster! Manchmal schauen mich die Nachbarn so merkwürdig an und fragen nach, warum wir schon wieder eine neue Pflegekraft für den Vater haben. Es ist so peinlich und ich weiß mir keinen Rat mehr.«*

Frau S. ist sehr erstaunt, als ich ihr sage, dass ihre Erlebnisse keine Einzelfälle sind. Auch wenn das für sie als Tochter nur schwer zu verstehen ist. Es war ihr nicht bewusst, dass ihr Vater auch in seinem Alter noch sexuelle Bedürfnisse hat. Die beginnende Demenz fördert seine Sehnsucht danach, seine Bedürfnisse auszuleben. Nach diesem Gespräch machte ich mich auf die Suche nach Hilfsangeboten für solche Fälle und fand zwei Frauen, die sich darauf spezialisiert haben, die Bedürfnisse älterer, behinderter und demenziell veränderter Männer zu befriedigen.

9.3.2 »Oft geht es nur um Berührung«

Kerstin (42) und Ellen (44) sind Prostituierte und wenig erstaunt, als ich sie danach fragte, wie sie auf die Idee zu ihrem Dienst gekommen sind. *»Das werde ich oft gefragt«*, sagt Kerstin lachend. *»Ich habe 15 Jahre als Krankenschwester in einem großen Klinikbetrieb gearbeitet und hätte sehr gerne mehr Zeit gehabt für meine Patienten. Mehr als ein Händedruck war oft nicht möglich. Egal, ob Frauen oder Männer, viele hatten das Bedürfnis zu reden, wollten in den Arm genommen werden, bekamen keinen Besuch. Das hat mich lange beschäftigt und da ich aus einer Familie komme, wo Berührung und Nähe gelebt wurde, merkte ich nach vielen Jahren, dass mich mein Beruf sehr frustriert.«*

Kerstin lernte Ellen kennen, die als Altenpflegerin gearbeitet hat und ähnlich tickte. Nächtelang redeten die beiden Frauen über ihre Erfahrungen und entwickelten ein Konzept, um Bewohner*innen, Patient*innen und Menschen mit kognitiven Einschränkungen Wärme, Nähe, Zärtlichkeit und Geborgenheit zu geben. Sie machten sich schließlich selbstständig und werden entweder von den Angehörigen kontaktiert, von Heimleitern, vom Pflegepersonal, dem persönlichen Betreuer eines Bewohners, von erwachsenen Kindern, die anfangs oft etwas verunsichert sind. Doch wenn Kerstin erklärt, worum es geht, schwinden die Zweifel: *»Oft geht es nur um Berührung. Jemand möchte in den Arm genommen werden. Streicheln, Gespräche über alte Zeiten oder Kaffee trinken sind auch oft gefragt. Manchmal cremen wir den Rücken ein oder wir liegen nackt mit dem Bewohner im Bett.«* Die Kosten für diese Dienstleistung sind individuell unterschiedlich und werden im Vorfeld abgesprochen. 9

9.3.3 Berührerinnen

Berührerinnen sind Frauen, die älteren Menschen, Demenzerkrankten oder Menschen mit Behinderungen helfen, Lust zu empfinden, einen liebevollen Zugang zu ihrem Körper bekommen. Berührerinnen helfen also Menschen, die aus unterschiedlichsten Gründen ihre Sexualität nicht eigenständig ausleben können.

In vielen Senioreneinrichtungen werden Berührerinnen inzwischen für Bewohner*innen engagiert. Grundsätzlich können so Blockaden gelöst, Ängste minimiert und das Gefühl von Nähe und Geborgenheit vermittelt werden. Häufig sind es Männer, die diese Dienstleistung buchen, in letzter Zeit nehmen aber auch Seniorinnen eine solche Dienstleistung in Anspruch. Im Kontakt mit dem Bewohner oder der Bewohnerin wird besprochen, welche Bedürfnisse vorliegen. So steht bei männlichen Klienten oft die Angst im Raum, als Mann zu versagen. Berühreinnen besitzen die Fähigkeit, mit sehr viel Einfühlungsvermögen und vorsichtiger Nähe auf die Menschen einzugehen. Es findet kein Geschlechtsverkehr oder Oralverkehr statt, sondern es handelt sich um eine erotische Massage, bei der es um zärtliche Berührung und körperliche Zuwendung geht. Es gibt keine emotionalen Bindungen, was den Vorteil hat, dass kein Erwartungsdruck entsteht und der Senior oder die Seniorin entspannt sein darf. Durch den intensiven Körperkontakt erlebt der Mensch ein Wohlbefinden.

9.3.4 Sexualbegleiter*innen

Bei der Tätigkeit von Sexualbegleiter*innen handelt es sich nicht um staatlich anerkannte Ausbildung. 1997 wurde von dem systemisch ausgebildeten Diplom-Psychologen Lothar Sandfort am »Institut zur Selbst-Bestimmung Behinderter« Trebel/Niedersachsen erstmals eine Fortbildung zur Sexualbegleitung für Behinderte angeboten. Sie wies in der Methodik einige Parallelen zu Neotantra oder Körpertherapie auf.

2004 bildete die bekannte niederländische Sexualbegleiterin Nina de Vries vier Männer und sechs Frauen aus und zwar im Auftrag der Fachstelle für Behinderung und Sexualität gegen sexualisierte Gewalt, gegründet von Aiha Zemp. Sexualtherapeutinnen aus dem Bereich Tantra mit Heilpraktikerzulassung oder auch Prostituierte mit einem Studium der Psychologie oder entsprechend lebenspraktisch ausgebildeten Kompetenzen haben die Berechtigung, Patient*innen bei sexuellen Wünschen und Bedürfnissen zu unterstützen.

Eine intime Beziehung mit Patient*innen einzugehen, ist jedoch psychologischen Psychotherapeuten und Ärzt*innen mit Fachausbildung in Psychotherapie berufsständisch nicht erlaubt. Würde es zu einem Verstoß kommen, würde es den Entzug der Kassenzulassung nach sich ziehen.

Das Pflegepersonal darf Abhängigen, wie behinderten Menschen oder Demenzkranken bzw. auch Bewohner*innen, nicht sexuell assistieren. Sexuelle Assistenz durch das Personal wird in vielen Hausordnungen mit Hinweis auf sexuellen Missbrauch oder die einschlägigen Strafvorschriften ausgeschlossen ist.

Cordula G.: »Man muss Berührung mögen«

Cordula ist 39 Jahre alt und ausgebildete Sexualbegleiterin.

Was hat Sie veranlasst hat, diesen Beruf auszuüben?

Ich habe vor vielen Jahren einmal einen Artikel über eine Sexualbegleiterin gelesen und fand es hoch spannend. Sich um Menschen mit einem Handicap zu kümmern, die sexuelle und körperliche Bedürfnisse haben, fand ich spannend. Da ich ein sehr gefühlsbetonter Mensch bin, der gerne andere unterstützt, ließ mich dieser Artikel nicht mehr los. Ich habe mit Freunden gesprochen, die zunächst entsetzt waren, weil sie dachten, es geht auch um Geschlechtsverkehr. Vielen habe ich versucht zu erklären, dass es um Körperlichkeit geht und sich sehr viele Menschen nach Geborgenheit, Nähe und Zärtlichkeit sehnen. Und die Grenze muss klar sein: Geschlechtsverkehr gibt es in keinem Fall!

Wie kann ich mir so einen Termin vorstellen?

Im Vorfeld gibt es immer ein Gespräch, um sich kennenzulernen und es werden die Wünsche und Bedürfnisse abgesprochen und auch auf gehemmtes und schambehaftendes Verhalten eingegangen. Ich kläre meinen Klienten auf, welche Methoden es gibt und was nicht in Frage kommt. Oft fange ich mit einer Massage an, das bedeutet, der Bewohner muss nichts machen und darf nur genießen und sagen, was ihm gefällt und was nicht. Bei Menschen, die kognitiv eingeschränkt sind und nicht mehr verbalisieren können, was sie gerne möchten, bedarf es einer guten Wahrnehmung. Diese Menschen kommunizieren oft nur mit den Augen und ich erkenne an einem entspannten Gesichtsausdruck, was ihnen gut tut.

Welche Fähigkeiten muss eine Sexualbegleitung haben?
Ein eigenes gutes Körpergefühl, Selbstliebe, Emotionen. Es braucht eine gute Wahrnehmung, die Nähe zu Menschen. Eine Sexualbegleitung sollte Berührung mögen, Dinge offen ansprechen, aber auch Grenzen setzen können. Sie muss Bedürfnisse von anderen erkennen, gerne massieren. Also, kurzum: ganz viel Gefühl für andere Menschen.

Wie kommen Sie an Aufträge?
Es sind sehr häufig Einrichtungen, die anrufen und mir schildern, dass es zu sexuellen Übergriffen kommt und es Gespräche mit Angehörigen gab. Danach erfolgt dann das Gespräch mit ihnen. Vielen Angehörigen, auch erwachsenen Kindern, ist es auch peinlich und ich versuche, ihnen die Bedürfnisse der Mutter oder des Vaters zu erklären: Versuchen Sie einmal, sich in die Situation ihrer Mutter oder ihres Vaters hineinzuversetzen. Der Vater liegt unbeweglich im Bett. Was würden Sie sich in dieser Situation wünschen? Wäre es nicht schön, wenn er sich wieder wohl fühlen würde und Regungen zeigt? Sich spüren könnte?« Manchmal spreche ich auch mit dem Pflegepersonal und frage nach, wie sie den Bewohner erlebt haben und was er sich wünschen würde.

Gibt es nach Ihrer Sitzung oder nach der Behandlung Veränderungen zu beobachten?
Ja, das bestätigen mir die Angehörigen oder auch das Pflegepersonal. Der Bewohner oder die Bewohnerin wirken entspannter, sind ruhiger, haben weniger Körperanspannung. Einige sind weniger aggressiv und bei einem Bewohner konnten sogar Medikamente reduziert werden. Und es kommt zu weniger sexuellen Übergriffen.

9.3.5 Die Entwicklung der Sexualassistenz

2003 hatte die die Behindertenorganisation Pro Infirmis 2003 den ersten Ausbildungsgang geplant, aber nicht mit dem Widerstand der Öffentlichkeit gerechnet. Es folgten Spendenrückgänge. 2004 wurde die Fachstelle »Behinderung und Sexualität« gegründet, die im gleichen Jahr die Ausbildung unter der neuen Bezeichnung »Sexualassistentinnen« aufnahm. So kam es zu einer Öffnung des Ausbildungsangebotes in Richtung Geschlechtsverkehr und auch für homosexuelle Klienten. Die ersten Angebote im Bereich Behinderten-Assistenz bot Nina de Vries zusammen mit Dipl.-Psych. Lothar Sandfort Mitte der 1990er Jahre erstmals an. Pro Familia führt dazu aus: *»Es gibt erkennbare Professionalisierungsbestrebungen und Stimmen, die nur diejenigen als Sexual-Begleiterinnen bezeichnen wollen, die – einem geschützten Berufsbild vergleichbar – über eine spezielle Ausbildung und fachliche Qualifikation verfügen.«*

Die meisten Pflegedienstleitungen treffen weder räumliche noch inhaltliche Vorkehrungen und so werden Sexualassistenzen fast ausschließlich im privaten Rahmen vorgenommen.

9

Fazit **Es geht um Respekt**

Die Vorstellung von Berufen wie Sexual-Begleiter*in löst in meinen Seminaren oft Irritationen aus. Auch Angehörige wirken am Anfang oft sehr verunsichert, schämen sich z. B. für die Bedürfnisse ihres Vater und dass schon die dritte Pflegekraft nach kurzer Zeit gekündigt hat, weil sie sich sexuellen Übergriffen nicht aussetzen will. Im Gespräch klärt sich dann vieles und ich bekomme auch Rückmeldungen von Angehörigen, die sehr dankbar sind. Berührinnen, Prostituierten und Sexualtherapeuten verdienen unseren Respekt. Durch ihre Arbeit an Patient*innen bzw. Bewohner*innen geben sie diesen ein Gefühl von Nähe, Wärme und Geborgenheit. Sie sind viel entspannter und zugewandter und es kommt zu viel weniger Übergriffen auf das Personal.

10 Besondere Settings, besondere »Täter«

Den Umgang mit sexuellen Übergriffen erleben Pflegende bzw. Menschen in sozialen Berufen sehr unterschiedlich. Dieses Erleben ist bei Pflegenden immer anders und hat mit verschiedenen Faktoren zu tun:

- Sozialisation,
- Werte und Wertvorstellungen in der Herkunftsfamilie,
- das eigene Körpergefühl,
- das Verhältnis zwischen Nähe und Distanz,
- die eigene Einstellung zur Sexualität,
- der kulturelle Hintergrund,
- religiöse Einflüsse,
- der Umgang mit dem Thema in Altenheimen oder Krankenhäusern (Team, Vorgesetzte, Träger).

All diese Facetten beeinflussen Ihre Einstellung bzw. Haltung, wie Sie auf sexuelle Übergriffe reagieren.

10.1 Sexuelle Übergriffe im Pflegedienst

Nicht immer sind es Patient*innen oder Bewohner*innen, die sexuell übergriffig werden. Wenn Pflegende oder Auszubildende im ambulanten Dienst arbeiten, stehen sie vor einer großen Herausforderung. Sie arbeiten in der Regel allein in der Wohnung von Patient*innen. Sie müssen also jeden Tag die konkrete Situation einschätzen – auch die der Angehörigen.

10.1.1 Gudrun H.: »Von wegen hilfloser Angehöriger!«

Gudrun H. ist 28 Jahre alt. Sie kam vor zwei Jahren als Klientin zu mir in die Beratung, weil sie als Mitarbeiterin eines ambulanten Pflegedienstes Opfer eines sexuellen Übergriffes wurde: »*Ich hatte Spätdienst. Es war gegen 18:00 Uhr, als ich zum Haus eines 75 Jahre alten Patienten musste, um ihn bei der Grundpflege zu versorgen. In dem Haus wohnt auch der alleinstehende, 41-jährige Sohn. Als ich durch den Eingangsbereich gehe, um Herrn G. zu begrüßen, stand auf einmal der Sohn in der Tür und fragte, ob ich gleich mal Zeit hätte, um mit ihm einige Fragen bezüglich seines Vaters zu besprechen. Ich versorgte den Vater und ging anschließend in die Küche. Dort war zu meiner Überraschung noch eine weitere Person anwesend. Der Mann griff nach meinem Arm und versuchte mich zu küssen, mit der anderen Hand griff er mir in den Schritt. Der Sohn von Herrn M. stand plötzlich da und grinste mich an. Ich schlug um mich und konnte mich befreien. Durch eine Seitentür rannte ich zu meinem Auto. Zitternd holte ich die Autoschlüssel aus meinem Kittel und startete den Wagen. Ich musste noch eine weitere Patientin versorgen, was ich auch gemacht habe. Der Patientin fiel nur auf, dass ich sehr ruhig war.*

*Danach fuhr ich in die Zentrale des Pflegedienstes und berichtete meinem Vorgesetzten von dem Vorfall. Der schaute mich lange an und erklärte mir, dass so etwas schon mal passieren kann, da müsse man sich ein dickes Fell wachsen lassen. Ich war schockiert und fuhr wie in Trance nach Hause und berichtete meinem Mann von dem Vorfall. Er war fassungslos. Als er mich in den Arm nahm, löste sich meine Anspannung und ich konnte endlich weinen. Mein Mann riet mir, mich krank zu melden, doch das wollte ich erst einmal nicht. So fuhr ich am nächsten Tag zum Frühdienst. Doch bei jedem Patienten, den ich besuchte, bekam ich Schweißausbrüche, kämpfte mit Übelkeit, zitterte am ganzen Leib, war schreckhaft und konnte dann abends nicht mehr schlafen. Besonders schlimm empfand ich den Gedanken, dass wesentlich jüngere Kolleg*innen nun zu Herrn M. fahren und vielleicht auch so etwas erleben müssten. Nach einem weiteren Gespräch mit meinem Vorgesetzten, das nicht gut verlief, weil er mich nicht unterstützte, ging ich zum Arzt und ließ mich krankschreiben.*«

Die Handlungsstrategien

- Überlegen, wie sich die Situation und Ihre Reaktion in 10 Minuten, in 10 Monaten und in 10 Jahren anfühlt (das hilft oft, eine Entscheidung über das weitere Vorgehen zu treffen),
- eigene Gefühle ernstnehmen,
- mit vertrauten Menschen über den Vorfall sprechen,
- Protokoll des Vorfalls anfertigen (was haben Sie erlebt, wie waren Ihre Gefühle?)
- zum Hausarzt gehen und sich krankschreiben lassen,
- Hilfe bei einem Therapeuten oder einem Berater suchen,
- auf körperliche Reaktionen achten,
- Aussagen wie: »Dann musst Du Dir ein dickes Fell anschaffen« konsequent ablehnen,
- Anzeige erstatten.

10.2 Übergriffe von demenziell veränderten Menschen

Bei Menschen mit Demenz gehen viele Fähigkeiten verloren. Im Laufe der Erkrankung verändert sich der Demenzerkrankte, aber sexuelle Bedürfnisse sind weiterhin vorhanden. Sie sind natürlich ebenso unterschiedlich wie die Menschen, geprägt durch den individuellen Lebensweg, sexuelle Erlebnisse und Erfahrungen. Menschen mit Demenz halten sich oft nicht mehr an gesellschaftliche Regeln. Sie äußern ihre Wünsche sehr direkt, auch gegenüber Pflegekräften. Das irritiert oft und führt zu großer Verunsicherung.

Diese Direktheit im Verhalten hat ihre Ursache in der zunehmenden Schädigung im Gehirn. Das Gehirn ist das Kontrollzentrum für Gefühle und Verhalten. Wenn dieses Organ nun eine Schädigung erfährt, z. B. durch eine Demenz, versagen auch die Kontrollmechanismen für sexuelle Verhaltensweisen. Besonders stark erleben Pflegekräfte das bei der Frontotemporalen Demenz (FTD). Hier kommt es bei den Betroffenen zu sehr enthemmten und impulsiven Reaktionen. Die Kenntnis über soziale Regeln und Umgang gehen völlig verloren. Der Erkrankte ist sich nicht mehr der Tatsache bewusst, dass er anderen Menschen, z. B. Pflegekräften, viel zu nahe tritt, sie verletzt und demütigt.

Schon in den frühen Stadien einer Demenz haben die Betroffenen Probleme damit, Aussagen von Verwandten oder vom Pflegepersonal richtig zu erfassen. Beiläufig dahin gesprochene Sätze werden von Demenzerkrankten ganz anders wahrgenommen. So kann der simple Zeit »Zeit fürs Zubettgehen!« völlig falsch verstanden werden und als konkrete Einladung zum Sex aufgefasst werden. Menschen mit einer Demenz können sich oft nicht mehr verbal mitteilen und ihre Gefühle ausdrücken. Das führt dazu, dass sie sich sehr direkt ausdrücken kurzerhand einfach handeln! So kann es also passieren, dass sie eine Person, eine Pflegekraft, die sie attraktiv finden, zum Geschlechtsverkehr auffordern oder einfach berühren. Eine solche Handlung kann auch durch Musik, eine bestimmte Umgebung oder einen – ganz anders gemeinten – Satz ausgelöst werden. Der Demenzkranke erlebt sich in dieser Vergangenheit und verwechselt in diesem Moment vielleicht die Pflegekraft mit seiner Ehefrau oder seiner ersten Freundin.

Die Orientierungsschwierigkeiten im Rahmen der Demenz können dazu führen, dass sich Betroffene in fremde Betten legen. Die Unterscheidung zwischen privatem und öffentlichem Raum kann verlorengehen, sodass sich ein Betroffener in aller Öffentlichkeit selbst befriedigt. Manche Demenzbetroffenen entwickeln sogar ein stark gesteigertes Interesse an Sex und an Selbstbefriedigung. Andere verlieren jegliches Interesse an Körperlichkeit und Sexualität. Die körperliche Pflege bei Bewohner*innen und Patient*innen mit Demenz bedeutet immer einen Kontakt im Intimbereich. Es kann daher passieren, dass Demenzerkrankte während der Körperpflege sexuelle Erregung zeigen oder auch eindeutige Angebote machen. Deshalb müssen Mitarbeiter*innen in der Pflege wissen, wie sie sich beim Thema »Sexualität und Demenz« verhalten sollten.

Die Handlungsstrategien

- Machen Sie sich bewusst, dass zwar ein Bedürfnis vorliegt, aber zumeist keine Absicht. Der Demenzerkrankte kann evtl. gar nicht anders handeln.
- Grenzen Sie sich ab:
  - Achten Sie bewusst auf Ihre Sätze, damit der Demenzkranke nicht irritiert wird.
  - Informieren Sie ihn über Handlungsabläufe, unterstützen Sie die Sätze durch Gesten. In einem kurzen Satz, den ich mit einer Geste unterstütze, erreiche ich den Demenzerkrankten:
  - Beachten Sie das 60 Sekunden-Fenster: Demenzerkrankte können sich eine Botschaft nicht lange merken. Darum sollte ein Satz kurz sein und dieser Satz mit dem gleichen Wortlaut nach ca. 60 Sekunden wiederholt werden. nicht lange merken, wiederholen Sie das Gesagte.
  - Wenn Sie den Demenzerkrankten über Gestik und Mimik nicht erreichen, verlassen Sie den Raum, atmen Sie vor der Tür tief durch.
  - Reagieren Sie klar und ruhig, wenn es zu einem sexuellen Übergriff kommt.
  - Verzichten Sie auf Vorwürfe.
  - Sprechen Sie im Anschluss mit den Kolleg*innen über einen sexuellen Übergriff, damit Sie das Erlebte loslassen können.
  - Suchen Sie gemeinsam nach Lösungen für den demenziell veränderten Bewohner (eine Berührerin, oder eine Sexualtherapeutin).
  - Verurteilen Sie den Demenzerkrankten nicht. Es steckt in der Regel die Krankheit dahinter, aber keine Absicht.

Vielleicht helfen auch Ihnen auch die folgenden Gedanken:

- Die Sehnsucht nach Liebe, Geborgenheit und Zärtlichkeit ist bis ins hohe Alter und auch unabhängig von kognitiver Leistungsfähigkeit vorhanden.
- Für alleinstehende Menschen ist »Selbstbefriedigung« häufig die einzige Möglichkeit, Sexualität auszuleben.
- Bestimmte Pflegehandlungen (z. B. die Körperpflege) können von Pflegebedürftigen mit kognitiven Veränderungen fälschlich als sexuelle Handlungen wahrgenommen werden.
- Die Einnahme von Medikamenten (z. B. von Nootropika) kann gegebenenfalls zu einer »sexuellen Enthemmung« der Patient*innen/Bewohner*innen führen.

Das bedeutet nicht, dass Sie dieses Verhalten dulden müssen. Ich möchte Ihnen nur verständlich machen, dass der Demenzerkrankte letztlich nicht versteht, was er da macht. Das hilft Ihnen evtl. dabei, einen Perspektivwechsel zu schaffen und anders mit der Abgrenzung umzugehen.

Demenzkranke werden nicht mit Absicht sexuell übergriffig. Sie sind kognitiv eingeschränkt!

Allerdings ist und bleibt die Pflege von Menschen mit Demenz herausfordernd, wie das folgende Beispiel zeigt.

10.2.1 Melanie D.: »Mir wurde richtig schlecht!«

Melanie D. ist 31 Jahre alt und arbeitet als Altenpflegerin. In einem Seminar berichtete sie über einen kurz zuvor erlebten Vorfall mit einem 76-jährigen Demenzerkrankten. »*Mittwochmorgen war ich bei Herrn S., 76 Jahre alt und demenziell verändert in der zweiten Phase. Eigentlich bin ich mit ihm immer gut zurechtgekommen, an diesem Morgen war er aber irgendwie komisch. Bei der Körperpflege – er saß vor dem Wachbecken – schaute er ganz komisch, fasste mir an die Brust und kniff mich fest in die linke Brust. Ich schrie auf und war total wütend. Herr S. zog ruhig seine Hand an, befriedigte sich selbst und stöhnte laut auf. Mir war schlecht. Ich hätte zuschlagen können. Stattdessen habe ich sofort das Zimmer verlassen. Nachdem ich mich etwas beruhigt hatte, informierte ich eine ältere Kollegin über den Vorfall und sie übernahm freundlicherweise die weitere Grundpflege von Herrn S. Bei der Übergabe haben wir den Fall besprochen und überlegt, wie wir damit umgehen wollen.*«

Handlungsstrategien

- Selbstreflexion – Hören Sie auf ihren Bauch!
- Verlassen Sie den Raum.
- Treten Sie gedanklich einen Schritt zurück und machen Sie sich bewusst, dass ein demenziell veränderter Mensch Sie nicht mit Absicht verletzen will, sondern kognitiv nicht mehr umsetzen kann, was er gerade macht.
- Achten und akzeptieren Sie Ihre Gefühle.
- Besprechen Sie gemeinsam im Team weitere Strategien.
- Gibt es einen männlichen Pfleger auf der Station, der den Bewohner versorgen kann?
- Protokolieren Sie den Vorfall.

10.2.2 Interventionen bei Demenzbetroffenen

Schaffen Sie Abstand

Sexuelle Übergriffe sind eine Form von Gewalt, auch wenn der Demenzerkrankte nichts dafür kann. Sie haben als Pflegekraft das Recht, sich hier zu schützen. Das bedeutet, Sie müssen sich diesem Verhalten nicht aussetzen. Sie dürfen die Handlung sofort unterbrechen und mit Ihrer Vorgesetzten oder PDL besprechen, dass andere Kolleg*innen die weitere Pflege übernehmen.

Lassen Sie sich nicht mit Sätzen »Da musst Du Dir ein dickeres Fell anschaffen!« abspeisen. Es ist Ihr gutes Recht und Ihre Intimsphäre, die hier geschützt werden müssen. Auch Sätze wie »Augen zu und durch!« haben hier keine Berechtigung. Schlimmstenfalls führt eine solche Einstellung zu passiver oder aktiver Aggression gegenüber dem Demenzerkranken.

Situation erfassen und Gründe herausfinden

Beschreiben Sie die erlebte übergriffige Situation ganz genau. Überprüfen Sie, welche Gründe auf den Demenzerkrankten am ehesten zutreffen. Das ist sehr oft hilfreich und bringt Sie einen Schritt weiter.

Schließen Sie andere Erkrankungen aus

Falls Sie merken, dass der Demenzerkrankte sich anders verhält, sich mehrfach im Genitalbereich berührt, kann auch eine andere Ursache dahinterstecken. Vielleicht hat er eine Infektion oder eine Blasenentzündung. Dann kann sich der Demenzerkrankte nicht anders ausdrücken und äußert so sein Bedürfnis nach Hilfe, also einer entsprechenden Behandlung.

Setzen Sie Grenzen

Wenn Sie feststellen, dass der Bewohner mit Demenz während der Pflege sexuell erregt ist, verlassen Sie den Raum für eine gewisse Zeit. Sollte der Demenzkranke Sie berühren, nehmen Sie seine Hand und sagen: »Nein, das will ich nicht!« Sollte er diesen Vorfall wiederholen, verfahren Sie wieder genauso.

Tauschen Sie sich aus und ziehen an einem Strang

Das Wichtigste ist, dass Sie sich im Team auf ein einheitliches Handeln einigen. Der Demenzerkrankte kann Grenzen nur spüren, wenn diese immer gleich bleiben. Handelt jedoch die eine Pflegekraft anders als die andere, bieten sie dem Erkrankten keine Orientierung bezüglich seines Verhaltens. Das bedeutet: Legen Sie im Pflegeverlauf alles genau fest. Dokumentieren Sie in der Maßnahmenplanung ganz genau und konkret, welche sexuelle Handlungen zu welcher Reaktion führen.

Beispiel: Herr S., an Demenz erkrankt, sagt: »Komm, fass mich da mal an (und zeigt auf seinen Penis).« Ihre Reaktion kann folgendermaßen aussehen: Sie schauen Herrn S. kurz an, ohne zu Lächeln, halten Augenkontakt, schütteln den Kopf und sagen maximal ein, zwei Sätze wie: »Lassen Sie das!« – »Ich will das nicht!« oder »Nein, das möchte ich nicht!«

Unterstützung durch Medikamente

Wenn Bewohner*innen mit Demenz einen gesteigerten Sexualtrieb haben, also sehr häufig onanieren, immer wieder laut stöhnen, oder Pflegekräfte an intimen Stellen berühren, können Sie mit dem Hausarzt über eine Medikation sprechen. So gibt es aus der Gruppe der Serotonin-Wiederaufnahme-

Hemmer Antidepressiva, die eine Verringerung des Sexualhormons hervorrufen. Der Hausarzt muss das mit den Betreuer*innen oder Angehörigen besprechen.

Fazit **Erhalten Sie sich den Respekt vor dem Erkrankten**

Manchmal ist es schwierig, einem Demenzerkrankten weiterhin Respekt entgegenzubringen, wenn er sich Ihnen oder anderen Pflegekräften gegenüber unangemessen verhält. Bedenken Sie aber immer, dass dieses Verhalten nichts mit der eigentlichen Persönlichkeit zu tun hat. Der an Demenz Erkrankte hat seine Kognition und somit seine Fähigkeiten verloren, sich angemessen zu verhalten und seine Handlungen entsprechend zu steuern. Ein Demenzerkrankter führt in der Regel keine sexuellen Übergriffe mit Absicht aus!

10.3 Nachts allein auf Station

10.3.1 Anja B.: »Ich habe mich so geschämt!«

Anja B. ist 48 Jahre alt. Sie arbeitet seit zehn Jahren als Nachtwache in einem Seniorenheim. Ihr Erlebnis schildert sie so: *»Als ich an diesem Abend meinen Dienst antrat, saß Herr Rüdiger F., 70 Jahre alt, noch im Bademantel im Sessel. Ich begrüßte ihn und er fragte mich, ob er noch den Tatort sehen könnte, der um 21:45 Uhr zu Ende wäre und ich ihm im Anschluss helfen könnte, vom Sessel ins Bett zu gelangen. Ich lächelte ihn an und sagte ihm, er solle einfach kurz schellen. Als er sich später meldete, schaute er mich merkwürdig an. Herr F. war zu dem Zeitpunkt seit einem Jahr Bewohner unserer Einrichtung. Besondere Vorkommnisse hatte es bislang nie gegeben. und es gab nie besondere Vorkommnisse. Seine Frau ist verstorben und ich kannte ihn als ruhigen und zurückgezogenen Menschen. Darum war ich wahrscheinlich auch so überrascht von dem, was dann passierte.*

Herr F. hakte sich bei mir unter und wir gingen langsam auf sein Bett zu. Als ich ihm seinen Bademantel abnehmen wollte, stieß er mich aufs Bett und lag auf einmal über mir. Ich war so perplex, dass ich nicht handlungsfähig war. Ich war wie gelähmt. Herr F. raunte mir zu: »Nun stell dich nicht so an!« In diesem Moment nahm ich meine ganze Kraft zusammen und warf ihn von mir runter. Es war mir egal, ob er sich verletzte. So schnell ich konnte rannte ich aus dem Zimmer. In der Teeküche saß ich zitternd auf einem Stuhl und wusste überhaupt nicht, was ich machen sollte. Ich war vollkommen allein auf Station. Wen sollte ich anrufen? In meinem Kopf rasten die Gedanken:

- *»In meinem Alter, so etwas ist mir noch nie passiert.«*
- *»Konnte ich mich so in Herrn F. täuschen? Ich habe bislang immer meiner Menschenkenntnis vertraut.«*
- *»Herr F. war doch sonst immer so nett!«*
- *»Wen soll ich nachts anrufen?«*
- *»Wie soll ich wieder ins Zimmer gehen?«*
- *»Was hatte ich falsch gemacht?«*
- *»Hatte ich etwas in der Situation übersehen?«*
- *»Mit wem kann ich darüber sprechen?«*

Ich schämte mich fürchterlich und bin in dieser Nacht nicht mehr in das Zimmer von Herrn F. gegangen. Gegen 02:00 Uhr habe ich nur mal die Tür einen Spalt breit geöffnet und gesehen, dass Herr F. schlief.« 10

Die Kolleg*innen reagierten geschockt. Sie hatte bislang nichts von dem Vorfall mit Herrn F. gewusst. Doch im anschließenden Gespräch stellte sich heraus, dass Herr F. bereits mehrmals versucht hatte, andere Mitarbeiter*innen ins Bett zu ziehen. Die Entlastung bei Anja B. war deutlich spürbar, als sie erfuhr, dass sie keineswegs die einzige Mitarbeiterin gewesen war, die den freundlichen Herrn F. falsch eingeschätzt hatte. Ein vermeintlich harmloser alter Mann, sexuelle Übergriffe, das Schweigen der Betroffenen und die anschließende Erkenntnis: #MeToo – auch andere sind betroffen. Anja B.: »*Was mich am meisten erschreckt hat, ist, dass ich Stunden später so wütend wurde. Ich wusste überhaupt nicht, wohin mit meiner Wut. Mein Mann fragte mich am nächsten Tag, was denn mit mir los sei, ich wäre ja total gereizt. Er hatte recht, ich habe alle angeraunzt: meinen Mann, meine Kinder, die Verkäuferin im Bäckerladen. Aber ich konnte nichts dagegen tun. Meine*

Freundinnen meinten, ich wäre in den Wechseljahren... In den folgenden Nachtwachen habe ich zugesehen, dass ich immer schnell aus dem Zimmer von Herrn F. kam. Gesprochen habe ich gar nicht mehr mit ihm. Ich schaute nur noch in sein Zimmer, wenn er schlief.«

Scham und Wut – das ist eine häufige Reaktion auf einen sexuellen Übergriff. Wir sind in unserem Leben nie frei von Emotionen. Bestimmt werden wir von unseren Grundemotionen, den sogenannten Basisemotionen, wie Freude, Trauer, Wut und Angst. Manchmal werden die Grundgefühle noch durch Emotionen wie Scham oder Ekel ergänzt. Unsere Basisemotionen sind Gefühle, aus denen sich jedes weitere Gefühl zusammensetzt. Es gibt also viele verschiedene Gefühle, die in verschiedenen Intensitäten auftreten, je nach Mischung bestimmt das wiederum unsere Gesamt-Gefühlslage.

Wut ist ein Gefühl, das durch Frustration oder Ungerechtigkeit ausgelöst wird. Das Übertreten der eigenen Grenzen durch andere Menschen, Außenstehende, führt zu Ärger. Manchmal wird Wut mit Aggression gleichgesetzt und ist deshalb negativ besetzt. Wir sollten aber unterscheiden: Wut bietet auch Chancen. Sie kann als Zeichen gesehen werden, etwas zu bemerken und zwar, dass etwas anders läuft, als man es sich vielleicht wünscht. Das hilft, einen ersten Schritt in eine andere Richtung zu gehen. Die Scham wird ebenfalls zu den Grundemotionen gezählt. Hier geht es um die Diskrepanz zwischen den Ansprüchen, die wir an uns selbst stellen, und der Person, die wir sind. Manchmal wird die Scham als Machtinstrument benutzt, indem Menschen bewusst beschämt werden. Weil über diese tiefe Verletzung nicht gesprochen wird oder vermeintlich nicht gesprochen werden kann, steigert sich die Frustration zur latenten Aggression. Aus diesem Grund ist es wichtig, sich zu öffnen, auch wenn es schwerfällt. Erst durch die Schilderung Ihres Erlebnisses helfen Sie sich selbst, aber auch Ihren Kolleg*innen.[14] Sie können in diesem Gespräch Entlastung erfahren, indem Sie das Erlebnis sozusagen öffentlich machen. Gefühle wie Scham oder Ekel und auch Wut lösen im Normalfall Anteilnahme bei Ihren Zuhörer*innen aus. Zudem – so zeigt es ja das Beispiel von Anja B. – sind Sie zumeist nicht die

[14] Vgl. Berne E (1991): Transaktionsanalyse der Intuition. Junfermann, Paderborn

Einzige, die Opfer eines sexuellen Übergriffs geworden ist. Es ist das Prinzip der #MeToo-Diskussion: Sie sind weit weniger ein Einzelfall, als Sie oft glauben.

Info

#MeToo

*»Unter dem Hashtag #MeToo ist eine Debatte über Sexismus und Machtmissbrauch losgebrochen. Es tauchen immer neue Enthüllungen der sexuellen Ausbeutung von Frauen auf und zeigen wie durchdringend dieses gesellschaftliche Problem ist.«**

* https://www.ard.de/home/kultur/Sexismus_Debatte/4419976/index.html

Es geht nicht nur darum, dass sich Betroffene solidarisieren und Übergriffe öffentlich machen. Es stellen sich auch weitere Fragen, auf die Sie Antworten finden müssen:

- Wie kann ich als Pflegekraft meine eigene Intimsphäre wahren? Das bedeutet, sich selbst zu reflektieren: Wie viel Nähe möchte ich zulassen?
- Wie reflektiere ich meinen Umgang mit Nähe und Sexualität? Das bedeutet, eine Auseinandersetzung zu führen: Wie ist meine Einstellung zu Sexualität? Was erlaube ich an Berührung? Gibt es Stellen an meinem Körper die Tabu sind?
- Habe ich eine eindeutige Grundhaltung den Pflegebedürftigen gegenüber? Bin ich klar in meinem Pflegeverständnis? Eine Frage wäre: »Ziehe ich Handschuhe bei der Versorgung der Grundpflege an?«
- Könnte ich intime Arbeiten mit Kolleg*innen gemeinsam durchführen? Bedarf es Absprachen mit Kolleg*innen bei der Körperpflege des Bewohner*innen
- Sollte ich Schutzkleidung wie Schutzkittel und Handschuhe verwenden? Schutzkleidung ist während der Pflegehandlung wichtig, da sie hilft, mich abzugrenzen

Die Handlungsstrategien

Anja B. hat sich erst einmal selbst geschützt. Sie ist aus dem Zimmer gerannt und hat sich erst einmal gesammelt, um diesen sexuellen Übergriff zu verdauen. Gemeinsam entwickeln wir im Seminar weitere Handlungsstrategien:

- Jeder Vorfall wird schriftlich dokumentiert und am nächsten Tag mit der Leitung besprochen, um weitere Vorfälle zu verhindern.
- Die Leitung spricht mit Herrn F. Da er nicht demenziell verändert ist, sollte er verstehen, was er mit seiner Handlung ausgelöst hat. Er sollte Stellung zu dem Vorfall beziehen können.
- Eine Auflösung des Heimvertrages sollte diskutiert werden.
- Ggfs. wird Anzeige erstattet.
- Es wird für die nächsten Nachtwachen eine Vertretung gesucht, sodass eine Betroffene zunächst eine Pause bekommt.

10.4 Sexuelle Übergriffe von Vorgesetzten

Der Fall meiner Klientin Roswitha N. liegt gut ein Jahrzehnt zurück. Die damals 45-Jährige arbeitete als PDL in einer Senioreneinrichtung. Über viele Monate hat sie erlebt, dass der Heimleiter Mitarbeiterinnen sexuell nachstellte. Er lauerte den Frauen auf oder erpresste sie zu sexuellen Gefälligkeiten. Er suchte sich v. a. alleinerziehende Frauen aus, die Angst um ihre Stelle hatten. Viele Mitarbeiterinnen litten damals unter den sexuellen Übergriffen und Erpressungen, einige von ihnen gingen zum Arzt und benötigten eine Auszeit, damit sie sich zu Hause, in vertrauter Umgebung, vor den Repressalien zu schützen. Roswitha N. berichtete mir, dass sie anfangs über die vielen Krankmeldungen irritiert war. Ebenso wie über das veränderte Verhalten der Mitarbeiterinnen, die sich immer mehr zurückzogen, ihre Fröhlichkeit verloren. *»Ich habe lange nicht verstanden, was dahinter steckte. Einige der Mitarbeiterinnen waren in Behandlung und erst durch eine betroffene Altenpflegerin sind all diese Übergriffe herausgekommen. Viele Frauen haben sich geschämt und waren sehr verzweifelt.«* Roswitha N. suchte Hilfe bei der Geschäftsführung, erfuhr allerdings keinerlei Unterstützung. Man sprach zwar mir allen betroffenen Frauen und entschädigte sie finanziell. Offen gemacht werden sollte der Fall in der Kleinstadt nicht, der gute Ruf der Einrichtung zählte weit mehr. Roswitha N. versuchte, einen Prozess gegen den Heimleiter anzustrengen, doch die Mitarbeiterinnen hatten große Angst und keine wollte sich als Zeugin bzw. Anklägerin zur Verfügung stellen. Roswitha N. kündigte schließlich und zog in eine andere Stadt. Dort arbeitete sie wieder als PDL, erkrankte wenig später an Krebs und verstarb 2009.

Die Angst und die Scham, die sexuellen Übergriffen folgen, sind verständlich. Trotz alledem sollten Betroffene sich eines klarmachen: Wenn sie nicht über die Grenzüberschreitungen reden, wird sich nichts verändern, weder für sie selbst und nicht für andere Kolleg*innen. Es gibt rechtliche Handlungsmöglichkeiten, die sich aus dem Allgemeinen Gleichbehandlungsgesetz (AGG) ergeben: z. B. das Recht sich zu beschweren (§ 13 AGG). Kommt der Arbeitgeber seinen Verpflichtungen nicht nach, kann der/die Arbeitnehmerin ihre Tätigkeit ohne Verlust des Entgeltes einstellen (§ 14 AGG). Der Arbeitgeber muss schützen, die Beschwerde prüfen, das Ergebnis mitteilen und Maßnahmen ergreifen. Es darf zu keiner Benachteiligung, auch nicht für unterstützende Personen, kommen (§ 16 AGG). Belästigung kann mit Hilfe von Indizien nachgewiesen werden (genaue Beschreibungen von Situationen, Nennung des Ortes, Zeit, evtl. Zeug*innen)

Wichtig

Was als sexuelle Belästigung empfunden wird, ist durch das subjektive Empfinden der Betroffenen bestimmt!

Das AGG wird auch durchaus beherzigt! Im folgenden Kapitel lesen Sie, wie eine Teilnehmerin sehr viel Unterstützung durch die Leitung ihrer Einrichtung erfährt.

11 Interventionen im Unternehmen

11.1 Susanne S.: »Meine Leitung hat mich sehr unterstützt«

Susanne S. arbeitet seit zehn Jahren als Physiotherapeutin in einer Klinik. Sie suchte mich vor zwei Jahren als Klientin auf und schilderte mir den folgenden Übergriff: *»An einem Montagmorgen kam Herr O., 63 Jahre, in mein Behandlungszimmer. Ich kannte ihn als ruhigen, unauffälligen Patienten. Er kam von der chirurgischen Station und hatte Probleme mit dem Rücken. Während Herr O. auf dem Bauch lag, fing ich mit der Massage des Rückens an. Plötzlich spürte ich seine Hand auf meinem rechten Oberschenkel. Erst war ich geschockt, dann schrie ich Herrn O. an: »Lassen Sie das sofort.« Er grinste mich an und meinte: »Zuckerschnecke, Du willst es doch auch!« Ich verließ sofort den Behandlungsraum und lief zu meiner Leitung. Sie führte ein ziemlich heftiges Gespräch mit Herrn O., schrieb ein Protokoll und informierte den Chefarzt. Ich war unendlich erleichtert und froh, solch eine Unterstützung erfahren zu haben, zumal ich mich unendlich geschämt habe. Denn ich dachte, ich hätte etwas falsch gemacht. Meine Leitung hat mich sehr unterstützt und mir versichert, es läge nicht an mir. Das hat mir mein Selbstvertrauen zurückgegeben.«*

Susanne S. erlebte zum Glück sehr viel Unterstützung und Fürsorge von ihrer Leitung. Das ist auch die Aufgabe von Führungskräften. Genauso wie das Formulieren und die Einhaltung von Handlungsstrategien.

Die Handlungsstrategien

- Verlassen Sie umgehend den Raum und vertrauen Sie auf Ihr Gefühl.
- Schreiben Sie nach einem sexuellen Übergriff ein Protokoll.
- Wenden Sie sich an Ihre Leitung.
- Informieren Sie das Team.
- Veranstalten Sie ggfs. eine Fallbesprechung.
- Erarbeiten Sie gemeinsam mit dem Team, wie Sie sich bei sexuellen Übergriffen zukünftig verhalten wollen.

11.2 Tipps für Leitungskräfte

- Klären Sie mit der Pflegedirektion und den Ärzt*innen, wie bei Übergriffen oder wiederholten Übergriffen mit den Patient*innen/Pflegebedürftigen umgegangen wird. Gibt es eine Entlassung oder vielleicht ein Hausverbot?
- Nehmen Sie die Ängste der Mitarbeiter*innen ernst.
- Hören Sie erst einmal genau zu (das gibt Mitarbeiter*innen ein Gefühl der Sicherheit und schafft Vertrauen).
- Überlegen Sie gemeinsam, was die Mitarbeiter*innen möchten: Können sie allein ein klärendes Gespräch führen oder benötigen sie Ihre Unterstützung?
- Klären Sie im Team, welche Möglichkeiten der Abgrenzung möglich sind.
- Unterstützen Sie Auszubildende, indem Sie im Vorfeld auf mögliche Übergriffe hinweisen. Glücklicherweise ist das Thema »Sexuelle Übergriffe im Pflegealltag« im Curriculum der Altenpflegeausbildung (beispielsweise in NRW) seit einigen Jahren integriert und gibt im Unterricht die Möglichkeit, auf diese Problematik einzugehen und sie zu diskutieren.
- Besprechen und reflektieren Sie mit Mitarbeiter*innen die eigene Distanzzone: Wie viel gebe ich von meinem Privatleben preis, wo ist meine persönliche Grenze?
- Kleiderordnung: Wie kleide ich mich als Pflegekraft? Um sich selbst zu schützen sind z. B. keine tiefen Ausschnitte erlaubt.
- Jüngere Mitarbeiter*innen sind anders sozialisiert und kleiden sich anders. Oftmals ist hier eine Klärung nötig.

- Welche Worte benutze ich? Eine Mitarbeiterin berichtete im Seminar: »Als ich bei einem Patienten eine Infusion anhängen musste, habe ich nicht gesagt, ich hole eben den Infusionsständer, sondern den Ständer, ohne mir dabei etwas zu denken. Die Reaktion darauf können Sie sich denken!«

Susanne S. erfuhr in der Fallbesprechung die Rückmeldung der Kolleg*innen und sehr viel Unterstützung. Gemeinsam erarbeitete das Team, wie sie zukünftig mit solchen Situationen umgehen und sich schützen wollen. Handlungsstrategien wurden erarbeitet. Sehr häufig höre ich allerdings von Seminarteilnehmer*innen, dass sie so etwas nicht erleben. Was mich besonders betroffen macht, ist die Tatsache, dass Mitarbeiter*innen die Unterstützung ihrer Vorgesetzten, der Teamleitung, der Geschäftsführung suchten, aber gnadenlos abblitzen. So haben Teilnehmer*innen auch schon Sätze gehört wie:

- »Du darfst nicht so sensibel sein!«
- »Das passiert im Pflegealltag!«
- »Stell Dich nicht so an!«
- »Das hast Du dir eingebildet«
- »Komisch, den anderen passiert so etwas nicht!«
- »Da musst du Dir mal ein dickeres Fell zulegen!«

Da erlebt ein*e Mitarbeiter*in einen sexuellen Übergriff, der verletzt und verunsichert, und muss dann auch noch erfahren, dass ihm nicht geglaubt wird. Ihm/ihr wird an dieser Stelle vorgeworfen, er*sie habe etwas nicht richtig gemacht. Das ist die zweite, noch größere Verletzung, die nun ein Mensch erlebt! Darum ist es außerordentlich wichtig, solche Verletzungen im Team zu besprechen.

11.2.1 Interventionskatalog für Führungskräfte

Beispiel **Die sexuelle Belästigung**

Katja N., 24 Jahre alt, arbeitet seit vier Jahren als Pflegekraft in einem Krankenhaus. Sie betreut u. a. einen 59-jährigen männlichen Patienten nach Apoplex. Als sie seinen Blutdruck messen will, zieht er das Oberbett zur Seite und beginnt in ihrer Gegenwart zu onanieren. Katja ist entsetzt und verlässt sofort den Raum. Sie sucht das Gespräch mit ihrer Vorgesetzten.

Das sollten Sie als Führungskraft tun:

1. Nehmen Sie die Aussage und die Betroffenheit von Katja wahr und besonders ihre Gefühle
2. Respektieren Sie die Reaktion von Katja, vielleicht würden andere Mitarbeiter anders reagieren, es geht jedoch nicht um eine Bewertung.
3. Klären Sie die Situation:
   - Sprechen Sie klar und eindeutig mit dem Patienten (3-Stufen Regel) (▶ Kap. 12.6).
   - Erstellen Sie ein Protokoll über den Vorfall.
   - Lassen Sie den Patienten das Protokoll unterschreiben.
   - Machen Sie ihm klar, welche Regeln er während seines Aufenthaltes zu beachten hat.
   - Klären Sie die Gründe für das Verhalten des Patienten.
   - Besprechen Sie Möglichkeiten der Hilfe (z. B. Berührerinnen)
4. Ergreifen Sie Maßnahmen
   - Strafanzeige bei der Polizei?
   - Gespräch mit Katja, ob sie weiterhin zu dem Patienten möchte.
5. Klären Sie im Team, ob es andere sexuelle Übergriffe gab und erarbeiten Sie auch dafür Interventionen und Regeln.
6. Erarbeiten Sie mit dem Team eine einheitliche Haltung bei solchen Vorfällen.
7. Informieren Sie die Geschäftsführung bei massiven Übergriffen.

Dieser Interventionskatalog hilft Ihnen als Führungs- und Leitungskraft, einen kühlen Kopf zu bewahren. Er ist ein Handlungsleitfaden, an dem sie sich orientieren können.

11.3 Belästigung von Mitarbeiter*innen mit Migrationshintergrund

Vor einigen Jahren bat mich ein Frankfurter Unternehmen, ein Seminar zum Thema »sexuelle Übergriffe im Pflegealltag« für Pflegeassistent*innen mit Migrationshintergrund zu geben. Im Seminar ging es vorwiegend um Abgrenzung und Körpersprache. Über die Teilnehmer*innen wusste ich nur, dass sie einen anderen kulturellen Hintergrund hatten. Als ich in den Seminarraum kam, blickten mich zwölf junge Menschen an, die alle aus China kamen. Die jungen Leute hatten einen dreimonatigen Kurs absolviert und Techniken erlernt, um die Grundpflege bei Bewohnern umzusetzen. Sie sprachen recht gut Deutsch und waren schon ein halbes Jahr in verschiedenen Seniorenheimen im Einsatz. Alle zwölf Teilnehmer*innen hatten aber bereits sexuelle Übergriffe erlebt und sollten nun in meinem Seminar Techniken lernen, um sich zukünftig besser abzugrenzen.

Zu Beginn der Fortbildung war es schwierig, überhaupt einen Zugang zu den Teilnehmer*innen zu bekommen. Alle hielten den Kopf gesenkt und es fiel ihnen sichtlich schwer, das Thema überhaupt anzusprechen. Erst als wir anhand einer Skizze klärten, was private, was intime Bereiche, was öffentliche Bereiche des Körpers sind, erzählten sie vorsichtig von ihren Erlebnissen. Es war unglaublich, was sich diese jungen Menschen alles an verbalen und körperlichen sexuellen Übergriffen von Patient*innen gefallen ließen. Auf meine Frage, warum sie sich denn nicht wehren oder den Raum verlassen würden, entgegnete eine Teilnehmerin: *»Das macht man in unserem Kulturkreis nicht, ein Senior, ein älterer Mensch, ist eine Respektsperson, die man zu achten hat!«*

Für alle war es aber unverständlich, dass sich ältere Männer in Deutschland zu solchen Handlungen hinreißen ließen. Einige der Teilnehmer*innen weinten, waren traurig und verzweifelt. Vielen ging es sehr schlecht, aber sie hatten Angst, einen Krankenschein zu nehmen und evtl. nach Hause geschickt zu werden, da sie in Deutschland den Lebensunterhalt für ihre Familien verdienen. Wir führten dann im geschützten Rahmen des Seminars Übungen durch, klärten Begriffe wie Selbstwert und -achtung, trainierten die Körpersprache und das klare »Nein« sagen. In einem anschließenden

Gespräch mit der Vorgesetzten der jungen Chines*innen erlebte ich einfühlsame und verständnisvolle Leitung:

- Alle Mitarbeiter konnten im Einzelgespräch mitteilen, was sie erlebt hatten und mussten nicht mehr zu übergriffigen Bewohner*innen.
- Es gab regelmäßige Teambesprechungen und Fallsupervisionen.
- In jedem Team gab es einen »Paten«, der sich um die Seminarteilnehmer*innen empathisch kümmerte.
- Drei Monate später schrieb mir die Gruppe und bedankte sich für das Seminar und die anschließende Umsetzung.

Zum einen finde ich es ganz großartig, dass sich hier die Geschäftsführung intensiv gekümmert und Umsetzungsstrategien entwickelt hat, um Mitarbeiter*innen zu stärken.

> Es ist nie zu spät – Abgrenzung kann ich immer erlernen!

11.4 Handlungsleitfaden für ein strukturiertes Beratungsgespräch

1. Gesprächsführung

- Einfühlsame Gesprächsführung mit dem*r Mitarbeiter*in,
- schenken Sie dem*der Mitarbeiter*in Glauben,
- zeigen Sie Verständnis,
- zeigen Sie Solidarität und loben Sie den*die Mitarbeiter*in für seinen*ihren Mut,
- behandeln Sie das Gesagte und Erlebte vertraulich,
- nennen Sie den Vorfall ganz deutlich »sexueller Übergriff«,
- Überlegen Sie gemeinsam weitere Schritte:
  - Soll eine Vertrauensperson oder der*die Gleichstellungsbeauftragte dazukommen?
- Fertigen Sie ein Gesprächsprotokoll an.

2. Weiterführende Schritte

- Schnelle Klärung des Vorfalls
- Schützen Sie die belästigte Person.
- Bieten Sie je nach Vorfall juristische und/oder psychologische Unterstützung an.

3. Präventionsmaßnahmen

- Ruhe und Zeit für die belästigte Person
- Selbstverteidigungskurs

Das strukturierte Beratungsgespräch ist als Handlungsleitfaden für Vorgesetzte und Leitungskräfte gedacht, die in diesen speziellen Situationen auch oft überfordert sind.

Leitungskräfte, die belästigten Mitarbeiter*innen Glauben schenken, zeigen Haltung und Fürsorgepflicht!

12 Rechte und Schutzmaßnahmen

Viele Pflegekräfte wissen bei sexueller Belästigung nicht, wie sie reagieren sollen. Tatsächlich haben sie laut dem Allgemeinen Gleichbehandlungsgesetz (AGG) nicht nur ein Beschwerde- und Leistungsverweigerungsrecht, sondern auch Anspruch auf Schadensersatz.

Der Arbeitgeber ist verpflichtet, Beschwerden zu prüfen. Tut er das nicht, dürfen die betroffenen Pfleger*innen die Arbeit so lange niederlegen, bis ihr Schutz wieder gewährleistet werden kann.*

* Vgl. Smith P (2018): Medizinpersonal – Was tun gegen sexuelle Belästigung? https://www.aerztezeitung.de/Panorama/Was-tun-gegen-sexuelle-Belaestigung-230826.html

Bis es jedoch so weit kommt, können Sie im Vorfeld schon eine ganze Menge tun. Sexuelle Belästigung durch Patient*innen, Mitarbeiter*innen oder auch Vorgesetzte kann jeden treffen. Aber Ihre Rolle schützt Sie. Sie sind weder Dienstmagd noch Tochter, weder »Schätzchen« noch »Mutti« – Sie machen Ihre Arbeit mit einem klaren fachlichen Auftrag. Sie respektieren Ihr Gegenüber und sie müssen Sie akzeptieren. Ihr Auftreten ist freundlich und selbstbewusst, aber nicht unterwürfig. Bleiben Sie beim Sie, das schützt Ihre Rolle und vermeidet unangemessene Vertraulichkeit.

Sexuelle Belästigungen kommen sehr häufig ohne Vorwarnung. Manchmal aber zeichnen Sie sich durch Gestik, Mimik oder unerwünschte Annährungen allmählich ab. Zunächst fallen harmlose Bemerkungen, die Sie gar nicht ernstnehmen, dann folgen derbere Sprüche. Männliche Patienten probieren gerne aus, wo die Grenze des Gegenübers ist und finden es sehr erheiternd, wenn die Pflegekraft verlegen wird, sich aber nicht wehrt. Reagieren Sie also früh, wenn Ihr Gegenüber sprachlich entgleist. Sprechen Sie im Team, ob andere das auch erlebt haben. Solidarisieren Sie sich und entwickeln Sie entsprechende Handlungsstrategien.

12.1 10 Tipps, wie Sie sich im Vorfeld schützen können

1. Hören Sie immer auf Ihr Bauchgefühl: Entwickeln Sie ein gesundes Selbstbewusstsein. Das bedeutet, Sie sind sich des Wertes Ihrer eigenen Person bewusst, mit all Ihren Stärken, die Sie genießen, und Ihrer Schwächen, die Sie sich verzeihen, Ihrer Ressourcen. Sie achten auf Ihre Wünsche und Bedürfnisse. Wenn Sie etwas nicht wollen, werden Sie aktiv.

- »Was sind meine Werte?«
- »Was sind meine Glaubenssätze?«
- Gibt es Glaubenssätze, die ich übernommen habe, die aber nicht meine sind?
- »Bin ich mutig?«
- »Darf ich mich abgrenzen?«

Mit Hilfe des folgenden Selbsttests erkennen Sie, wie mutig Sie sind und ob Sie sich abgrenzen können in schwierigen Situationen.

Übung

Wie mutig sind Sie?

Der folgende Fragebogen hilft dabei, Ihren Mut, den Sie brauchen, um Grenzen und Hindernisse zu überwinden, zu erkennen und ggfs. zu verbessern.

Geben Sie sich für jede Aussage folgende Punktzahlen:
Trifft voll und ganz auf mich zu : 5 Punkte
Trifft meistens auf mich zu : 4 Punkte
Trifft ab und zu auf mich zu : 3 Punkte
Trifft eher weniger auf mich zu : 2 Punkte
Trifft gar nicht oder nie auf mich zu : 1 Punkt

Tab. 2: Selbsttest »Wie mutig sind Sie?«

	1	2	3	4	5
Wenn ich merke, dass ich mit meiner Arbeitssituation nicht mehr zufrieden bin, wende ich mich an meinen Vorgesetzen.					
Ich halte mich für sehr mutig.					
Wenn ich in meinem Leben nicht weiterkomme, bleibe ich nicht stehen, sondern suche konsequent nach Lösungen.					
Mut und Selbstliebe tun gut!					
Ich bin schon mehrfach neue Wege gegangen und bisher war es immer positiv für mich.					
Jede Veränderung sehe ich als Chance und nicht als Risiko					
Fehler kann ich mir selbst eingestehen und bin offen, daraus zu lernen.					
Ich bin bereit, neue und unbekannte Wege auszuprobieren.					
Streit und Konflikte gab es bei uns zu Hause nie.					
Wenn ich mir etwas fest vornehme, erreiche ich auch mein Ziel, egal, wie lange ich dafür brauche.					
Wenn ich Grenzsituationen erlebt habe, spreche ich darüber offen im Team.					

	1	2	3	4	5
Ich kann mich motivieren.					
Ich erkenne Probleme und traue mich, sie sofort anzusprechen.					
Mein Körper gehört mir und keiner hat das Recht, mich anzufassen.					
Ich wäge sorgfältig alle Risiken ab, bevor ich mich an die Umsetzung meiner Ziele mache.					
Mit Dingen, die ich nicht ändern kann, finde ich mich ab.					
Ich weiß, was mir gut tut, und das tue ich regelmäßig, das habe ich verdient.					
Probleme und Konflikte sehe ich als Herausforderung.					
Für das große Lebensglück würde ich alles hinter mir lassen und woanders ein neues Leben oder eine neue Arbeitsstelle suchen.					
Mein Leben habe ich selbst in der Hand und kann jederzeit Einfluss darauf nehmen.					

20–43 Punkte:
Im Moment haben Sie wenig Kraft und Mut für Veränderungen, dass Mut-Barometer ist im Keller. Vielleicht waren es bestimmte Ereignisse, die dazu geführt haben. Vielleicht war es aber auch noch nie höher. Vielleicht gehören Sie auch zu den Menschen, die gerne jedes Risiko ausschalten und leben das Leben so, wie es ist. Doch Sie dürfen etwas verändern, da das Leben ein Quell an Möglichkeiten und Chancen bietet. Mut ist erlernbar, Sie dürfen Pläne schmieden, Grenzen aufzeigen, neue Wege ausprobieren, das macht Sie zukünftig selbstsicherer und selbstbewusster.

43–78 Punkte:
Prima, Ihnen stehen Ressourcen zur Verfügung und neue Ansätze, wenn Sie das wollen! Mit dieser Punktzahl liegen Sie im Bereich des Machbaren. Wenn Sie Ihren Mut nutzen, gelingt das auch. Vielleicht haben Sie manchmal auch Zweifel, ob die Veränderung, der Umbruch, die Abgrenzung das Richtige ist. Entscheiden Sie von Fall zu Fall, was Sie riskieren wollen, oder auch nicht. Scheuen Sie sich nicht, mit anderen darüber zu sprechen, sich

Meinungen anzuhören und zu reflektieren. Stärken Sie Ihren Mut und hören Sie auf Ihr Bauchgefühl. Denn oft sind Körper und Seele weiter und sagen Ihnen ganz klar: »Ändere etwas!«

78–100 Punkte:
Wow! Sie sind mutig! Sie haben die Power in sich, um Veränderungen, Grenzüberschreitungen, Neues aktiv anzugehen und umzusetzen. Herzlichen Glückwunsch! Ungute Zustände sind überhaupt nichts für Sie und Sie setzen alles daran, das Optimum aus Ihrem Leben herauszuholen. Feststecken gibt es nicht bei Ihnen. Wenn Sie festgestellt haben, dass Sie etwas in Ihrem Leben verändern möchten, dann tun Sie es. Sie brauchen sich nicht fürchten. Klarheit, Selbstliebe und Zielstrebigkeit werden Sie sicher führen – zu neuen Vorhaben und Ideen und Ihnen das schenken, was Sie wollen: ein zufriedenes, erfülltes Leben ohne Grenzüberschreitungen!

---

2. Seien Sie schlagfertig: Kennen Sie das auch? Manchmal gibt es Kolleg*innen, die immer einen passenden Spruch parat haben und Sie würden das auch gern können. Die folgenden Konter-Sprüche helfen Ihnen dabei, sich in bestimmten Situationen einfacher abzugrenzen.

- Entlarven Sie Ihr Gegenüber:
  - Äußerung: »Was sagen denn unsere ›Emanzen‹ hierzu?«
    - »Dieses Spielchen ist mir zu blöd, denk' Dir etwas Intelligenteres aus!«
    - »So etwas Sexistisches habe ich lange nicht mehr gehört!«

Der »Sprücheklopfer« ist derjenige, der sich falsch verhält – und nicht etwa der/die Angegriffene.

- Bloßstellen, indem eine »empfindliche Stelle« getroffen wird:
  - Äußerung: »Sag mal, leidest Du etwa unter sexuellen Problemen?«
    - »So wie Du Dich äußerst, musst Du ja mächtig an Minderwertigkeitskomplexen leiden!«

Hier geht es um die Umkehrung der Abwertung.

- Die Gegenfrage »entlarven« oder sich »dumm« stellen:
  - Äußerung: »Schnucki, Dich würde ich auch nicht von der Bettkante stoßen!«
    - »Bitte, was meinen Sie damit, ich habe Ihre Bemerkung nicht verstandeh?«
    - »Können Sie mir erklären, wie genau Sie das meinen?«

Hier muss der Übergreifende reagieren und wird mit seinem Vorhaben konfrontiert: Die »Peinlichkeit« entsteht auf seiner Seite!

- Zeigen Sie sich überlegen!
  - Äußerung: »Also, Dein Mann tut mir echt leid, Süße!«
    - »Der muss Ihnen nicht leidtun, der hat keine Angst vor Frauen!«
  - Äußerung: »Soll ich Dir mal meinen ›Lümmel‹ zeigen?«
    - »Können Sie machen, ich habe schon so viel Elend hier gesehen

Umkehr, den Mann in die schwächere Position bringen.

- Den »Spieß umdrehen«:
  - Äußerung: Du siehst heute »so geschafft« aus? Dein Wochenende muss ja »toll« gewesen sein!«
    - »Du hast wohl selbst kaum Erfahrungen – oder wieso interessiert Dich das?«
    - »Wer sich das Wochenende vorm Fernseher langweilt, muss ja solche Fragen stellen...«

Der Abwertungsversuch wird »umgekehrt« – die Pflegekraft ist die »Überlegene« .

- Kontern Sie mit Humor
  - Äußerung: »Weiber gehören doch an den Herd und an den Kochtopf!«
    - »Und Männer, die so was sagen, gehören in den Kochtopf«

Stellen Sie die gleiche Ebene her!

- Peinlichkeit auf der anderen Seite
  - Patient beim Massieren eines verspannten Oberschenkels: »Schauen Sie, da regt sich was! Machen Sie das doch noch einmal!« 12
    - Pflegekraft: »Was meinen Sie damit, ich habe Ihre Bemerkung nicht verstanden.«
    - Oder: »Können Sie mir genau erklären, was Sie damit meinen?«

Hier wird der übergreifende Patient mit seinem Vorhaben konfrontiert, die so entstandene Peinlichkeit ist auf seiner Seite!

Das Auseinandersetzen und Üben von sprachlichen Kontern hilft Ihnen im Vorfeld, Sicherheit in schwierigen Situationen zu erlangen.

3. Tun Sie sich etwas Gutes: »*Wenn das Vertrauen in die eigene Sicherheit erschüttert ist, hilft es darüber zu reden und auch sonst alles zu tun, was gut tut*«, empfiehlt Angela Wagner vom Frauennotruf Frankfurt. Auch ein Selbstverteidigungskurs kann Unterstützung bieten – aber nicht, um als Frau die Verantwortung für den eigenen Schutz zu übernehmen. Angela Wagner: »*Aus Berichten von Frauen wissen wir, dass das Gefühl, sich unbeschwerter im öffentlichen Raum bewegen zu können, durch solche Kurse gestärkt werden kann.*«

4. Ignorieren Sie sexuelle Belästigung nicht: Wenn Sie in grenzüberschreitende Situationen geraten, gehen Sie nicht darüber hinweg, weder über eine Anmache, sexuelle Sprüche noch über eine nicht angemessene Berührung. Sehen Sie das nicht als Scherz an, sondern reagieren Sie sofort! Immer wieder berichten Pflegekräfte, die belästigt wurden, dass Patient*innen und Bewohner*innen weitergemacht haben, da ihnen keine Grenzen gesetzt wurden.

5. Sprechen Sie klare und deutliche Worte: Sprechen Sie den Patienten oder Bewohner mit Namen an:

- »Herr Müller, lassen Sie das sein!«
- »Herr Müller, das verbitte ich mir!«
- »Ich will nicht, dass Sie mich anfassen, haben Sie das verstanden, Herr Müller?«

Lassen Sie sich nicht auf Diskussionen oder Erklärungen ein. Es interessiert überhaupt nicht, was der andere meinte. Er hat nicht das Recht, Sie verbal anzugehen oder körperlich zu berühren, wenn Sie es nicht wollen!

6. Arbeiten Sie mit Körpersprache, machen Sie eine abwehrende Bewegung: Strecken Sie einem Patienten oder Bewohner Ihren Arm mit offener Handfläche entgegen (denken Sie dabei an die Körperspannung!) Also: Wenn ein Patient oder Bewohner sich Ihnen nähert und versucht, Sie gegen Ihren Willen zu berühren, wehren Sie ihn körperlich ab.

Viele Bewohner*innen oder Patient*innenen reagieren nicht auf eine verbale Ansprache, aber durch die Handbewegung und die damit verbundene verbale Ansprache weichen Patienten instinktiv zurück, so dass Sie sich entfernen können. Mit diesen Übungen haben wir in vielen Seminaren und Inhouse-Schulungen gute Erfahrungen gemacht, was Teilnehmer immer wieder berichten.

7. Spannen Sie Ihre männlichen Kollegen ein: Wenn Patienten oder Bewohner immer wieder nach weiblichen Pflegekräften verlangen, sprechen Sie Ihre männlichen Kollegen an, damit Patienten oder auch Bewohner von gleichgeschlechtlichem Personal versorgt wird.

Das Gleiche gilt, wenn ein männlicher Kollege Sie bittet, weil er das Verhalten einer Bewohnerin oder auch Patientin als grenzüberschreitend erlebt und möchte, dass eine Frau in das Patientinnen-Zimmer geht. Nehmen Sie das Bedürfnis ernst!

8. Verlassen Sie das Zimmer: Bei Selbstbefriedigung suchen sich manche Patient*innen oft gezielt junge Kranken-/Altenpfleger*innen oder Praktikant*innen aus. Sie nutzen die noch nicht vorhandene Berufserfahrung aus und den Schockmoment. Hier hilft nur: Sofort das Zimmer verlassen und Gespräche im Team führen. Jungen Pflegekräften immer wieder anzuraten, nicht über die Situation hinweggehen und sich wieder in Situationen hineinbegeben, weil das zu Frustration und Wut führt.

Wenn Sie nach einem sexuellen Übergriff am Arbeitsplatz oder auf dem Arbeitsweg professionelle Hilfe brauchen, können Sie sich auch an Ihre Berufsgenossenschaft oder Unfallkasse wenden – diese kann schnell psychologische Hilfe organisieren.

9. Sprechen Sie im Team über sexuelle Belästigung: Sprechen Sie im Team über Grenzüberschreitungen, über negative Gefühle, die Sie vielleicht nicht einsortieren können. Schämen Sie sich nicht. In Seminaren habe ich oft gehört, wie entlastend es war, sich dem Team zu öffnen, Rückhalt zu erfahren oder auch zu wissen, dass es anderen auch schon passiert ist. Das macht

Mut und hilft dabei, Strategien zu entwickeln, wie man zukünftig im Team damit umgehen will. Nehmen Sie Ihre Gefühle bewusst wahr und fressen Sie sie nicht in sich hinein!

10. Duzen ist Tabu! Von Patient*innen im Krankenhaus sollten Sie sich immer mit dem Nachnamen ansprechen lassen. Das fördert Distanz und einen professionellen Umgang. Im Altenheim, wenn eine jahrelange Vertrauensbasis entstanden ist, kann man sich vielleicht auf den Vornamen und das »Sie« einigen.

12.2 Denken Sie jetzt an sich!

Klient*innen oder Seminarteilnehmer*innen erzählen mir oft, dass ihr Vertrauen in die eigene Sicherheit erschüttert ist. Sie haben Angst, ihrem eigenen Gefühl oder ihrer Wahrnehmung nicht mehr vertrauen zu können. Das Wichtigste ist immer, darüber zu reden und all die Dinge zu tun, die einem gut tun. Sich einem Sportverein anschließen oder einen Selbstverteidigungskurs absolvieren, der Selbstvertrauen und Stärke fördert. Ein anderes Angebot, um wieder mehr Selbstbewusstsein zu bekommen, ist ein Selbstverteidigungssystem, das sich Krav Maga (israelisch für »Kontaktkampf«) nennt. Diese Kampftechnik wird häufig von Personenschützern erlernt. Krav Maga beinhaltet Selbstverteidigungstechniken, kann zur Deeskalation eingesetzt werden, reduziert Stress und hält körperlich fit. Im Krav Maga geht es darum, einfachste Methoden zu lernen, um sich gegen Gewalt oder auch sexuelle Übergriffe zu wehren. Das wiederum hilft, das Gefühl zu stärken, um sich wieder unbeschwerter und sicherer im öffentlichen Raum bewegen zu können. Selbstverteidigungskurse für Frauen werden oft auch von Sportvereinen oder von der Polizei angeboten.

Info
Deeskalationstraining
In vielen Krankenhäusern werden über den Fortbildungskatalog Deeskalationstrainings angeboten. Sich hier mit den Kolleg*innen stark zu machen und gemeinsam eine Schulung zu absolvieren, stärkt jeden Einzelnen und schweißt auch das Team zusammen. In vielen Unikliniken gibt es übrigens ausgebildete Deeskalationstrainer.

12.3 Setzen Sie auf Experten

Sexuelle Übergriffe verunsichern und erschüttern und ein wichtiger Punkt neben den seelischen Verletzungen ist es, sich an Fachleute zu wenden wie z. B. Rechtsanwält*innen, Berater*innen, (Trauma-)Therapeut*innen. Diese Experten unterstützen und geben Sicherheit und Vertrauen.

12.4 Erstellen Sie ein Kraftbuch

Wenn Sie belästigt worden sind, hilft es, für sich ein Kraftbuch zu erstellen. Dazu schreiben Sie in ein kleines Notizbuch Sätze, die Ihnen Kraft geben, z. B.: 12

- »Ich muss nicht immer lieb sein.«
- »Ich übernehme die Führung.«
- »Ich nenne die Dinge beim Namen.«
- »Das Gesetz schützt mich.«
- »Ich bleibe ganz bei mir.«
- »Mein Gefühl ist richtig.«
- »Meine Wut/Empörung ist berechtigt.«
- »Ich kann verständnisvoll sein und darf mich trotzdem klar abgrenzen.«

All diese Sätze helfen dabei, Sie innerlich zu stärken. Das hilft Ihnen mental, aber es ist wichtig, sich klar zu machen, dass Sie sich wirklich wehren. Sicherlich wäre es prima, wenn wir mit Ruhe, Gelassenheit und vielleicht Humor die Übergriffe lösen könnten, leider geht das häufig nicht. Stunden später fallen uns auf einmal tolle Sätze ein, dann ist es jedoch zu spät. Und der sexuelle Übergriff löst heftige Gefühle in uns aus: Wut, Zorn, Scham, Hilflosigkeit usw.

12.5 Das Notfall-Konzept

1. Setzen Sie Grenzen:

- »Halt!«
- »Geht's noch!«
- »Nein!«
- »Stopp!«
- »Aufhören, sofort!«
- »Schluss jetzt!«

2. Sagen Sie, was Sie wollen:

- »Ich verbitte mir, dass Sie mich anfassen!«
- »Hände weg, sofort!«
- »Hören Sie sofort mit diesen Witzen auf!«
- »Es reicht!«
- »Behalten Sie Ihre Sprüche für sich!«

12.6 Die 3-Stufen-Regel

Was in Seminaren immer wieder besprochen wird und auch sehr hilfreich ist, ist die sogenannte 3-Stufen Regel. Darin geht es um eine sehr nachhaltige, sachliche verbale Abgrenzung und ich erläutere sie Ihnen an zwei Beispielen. Sehen wir uns zunächst das Beispiel von Marita, einer 26-jährigen Gesundheitspflegerin an: Marita geht zu Herrn Schneider (56), um ihm eine Anti-Thrombosespritze zu verabreichen. Als Marita das Zimmer betritt, zieht Herr Schneider seine Pyjamahose mit einem Ruck herunter und grinst sie herausfordernd an. Marita ist das sehr unangenehm. Sie sagt innerlich »Stopp«, geht aus dem Zimmer, atmet draußen tief durch und geht zurück zu Herrn Schneider.

1. Stufe:
Marita: »Herr Schneider, ich habe Ihnen gesagt, dass ich Ihnen die Spritze verabreichen werde.«

2. Stufe:
Marita (deutet auf die heruntergelassene Pyjamahose): »Das ist für die Verabreichung nicht notwendig.«

3. Stufe:
Marita: »Das komplette Freimachen ist für die Verabreichung der Injektion nicht nötig.«

Nehmen wir als weiteres Beispiel Claudia R. Sie ist 28 Jahre alt und Pflegefachkraft. An einem Montagmorgen kommt sie in ein Zimmer mit vier männlichen Patienten. Alle vier Männer grölen: »Da kommt ja unsere Zuckerpuppe.« Auch Claudia R. verlässt sofort das Zimmer, atmet draußen tief durch und kehrt erst dann zurück.

1. Stufe:
Claudia: »Ich mache hier meinen Job und Sie nennen mich nicht Zuckerpuppe.«

2. Stufe:
Claudia: »Ich arbeite hier als Pflegekraft.«

3. Stufe:
Claudia: »Hören Sie mit diesen Sprüchen auf!«

13 Die Fürsorgepflicht des Arbeitgebers

Ob Pflegekräfte gut oder schlecht vor sexuellen Übergriffen und sexualisierter Gewalt geschützt werden, hängt ganz entscheidend von den Arbeitgebern und den Vorgesetzten ab. In vielen Krankenhäusern, Unikliniken oder auch Senioreneinrichtungen erlebe ich immer wieder, dass Organisationsverantwortliche oftmals kein Wissen darüber haben, das sexualisierte Übergriffe und Gewalt nicht sein dürfen und dass sie als Arbeitgeber eine Fürsorgepflicht haben, ihre Mitarbeiter*innen vor »sexuellen Übergriffen« zu schützen! Immer noch wird, wie schon seit Jahrzehnten, sexualisierte Gewalt tabuisiert und besonders bagatellisiert und sehr viele Vorfälle werden nicht erfasst. Stattdessen berichten mir Seminarteilnehmer*innen von Sprüchen wie »Stell Dich nicht so an!« – »Nun übertreib mal nicht.« – »Wieso passiert das immer Dir?« – »So sind die Männer eben.« – »Nimm's mit Humor« oder »Das weiß man doch vorher, wenn man diesen Beruf ergreift.«

Ob Pflegedienst- oder Einrichtungsleitung, es hängt immer wieder davon ab, wie mit Fällen der sexualisierten Gewalt und sexuellen Übergriffen umgegangen wird. Sehen wir uns nochmal die Recherche von Buzzfeed an: Von 150 befragten Pflegekräften gaben 136 an, belästigt worden zu sein. Der Hälfte passiert das regelmäßig und viele Arbeitgeber kümmern sich nicht ausreichend um den Schutz ihrer Angestellten.

Von diesen sagten 50 Prozent, das sich die Vorgesetzten entsetzt und betroffen gezeigt hätten, verständnisvoll gewesen seien und je nach Fall das Gespräch mit dem Patienten gesucht haben. Dem beschuldigten Patienten wurde eine andere Pflegekraft zugeordnet und in Ausnahmefällen sogar der Pflegevertrag gekündigt. Die andere Hälfte der belästigten Mitarbeiter*innen wurde nicht ernst genommen, manchmal sogar belächelt. Es gab keinerlei Maßnahmen, um die betroffene und auch andere Mitarbeiter*innen zu schützen. Sie mussten weiterhin übergriffige Patienten versorgen.

Marieke Adler von der Berufsgenossenschaft für Gesundheitsdienst und Wohlfahrtspflege sagt ganz klar: »*Sexualisierte Gewalt werde häufig noch tabuisiert und bagatellisiert.*« So hat es auch BuzzFeed News herausgefunden, als man dort deutschlandweit 153 Pflegekräfte aus der stationären und ambulanten Alten- und Intensivpflege interviewte. 136 Pflegekräfte gaben an, verbale Belästigung und/oder körperliche Übergriffe erlebt zu haben. Das sind fast 90 Prozent aller Befragten. Präventionsmaßnahmen gibt es kaum. Von den 153 Personen, die an der Umfrage teilgenommen haben, gaben nur 20 (rund 40 Prozent) an, von ihrem derzeitigen Arbeitgeber Informationen zum Schutz vor sexueller Belästigung und sexuellen Übergriffen am Arbeitsplatz erhalten zu haben. BuzzFeedNews hat mit einigen Pflegekräften Interviews geführt, in denen die Teilnehmenden angaben, dass nicht nur der Vorfall belastend gewesen sei, sondern besonders die Reaktion der Vorgesetzten.

13.1 Denise K.: »Ich habe mich so gedemütigt gefühlt«

Denise Klein ist Altenpflegerin und sie berichtet von einem Erlebnis, das zwar 15 Jahre her ist, sie aber immer noch bewegt: »*Als ich vor 15 Jahren im ambulanten Pflegedienst gearbeitet habe, ist mir bei einem Ehepaar, bei dem ich die Ehefrau versorgt habe, der Ehemann immer wieder in die Küche gefolgt. Dort ist er mir sehr nahegekommen und fasst mir unters T-Shirt. Ich war zu der Zeit alleinerziehend mit drei Kindern und ich war unendlich froh, dass ich eine Stelle hatte, darum hatte ich eine große Scheu, mit meinem Chef zu sprechen. Aber ich habe meinen ganzen Mut zusammengenommen und ihm davon berichtet. Seine Reaktion werde ich nie vergessen. Er konnte sich vor Lachen gar nicht mehr beruhigen und meinte, der Ehemann sei 86 Jahre alt, damit würde ich ja wohl fertig werden. Ich solle weiterhin zu dem Ehepaar fahren. Ich habe mich so gedemütigt gefühlt und so schlecht. Nach acht Wochen habe ich gekündigt, weil ich nicht mehr konnte.*«

Was Denise Klein erlebte, war nicht nur eine Demütigung von Seiten des Angehörigen, die besondere Demütigung geschah durch ihren Vorgesetzten. Darum war ihre Reaktion mehr als richtig, diese furchtbare Situation so schnell wie möglich zu verlassen. Etwas Ähnliches beschreiben Pflegkräfte auch immer wieder in meinen Seminaren. Es war nicht nur der sexuelle Übergriff, der sie sehr mitgenommen hat, sondern die Reaktion ihres Vorgesetzten, die sie als demütigend empfanden und an deren Folgen sie heute oft noch leiden. Diese Situation ist kein Einzelfall und kann nachhaltige psychische Folgen (▶ Kap. 6) haben, die lange anhalten. Umso wichtiger ist es, dass Sie gute Handlungsstrategien (▶ Kap. 10) haben. Die Grundlagen dafür sind u. a.:

1. Ich verlasse sofort die Situation!
2. Ich bin im Recht!
3. Meinem Gefühl kann ich trauen!
4. Ich bin empört und das muss ich mir nicht bieten lassen!
5. Das Gesetz schützt mich!
6. Mein Arbeitgeber ist in der Verantwortung!

»Kein Mensch überschreitet meine Grenzen und niemand nimmt mir meine Selbstachtung.«

13.2 Arbeitgeber ziehen zu selten Konsequenzen

Für Arbeitgeber bestehen eigentlich Vorschriften, wie mit dem Thema der sexuellen Belästigung umzugehen ist. So verpflichtet das Arbeitsschutzgesetz Arbeitgeber dazu, vorsorglich eine Gefährdungsbeurteilung für drohende psychische Belastungen durchzuführen. Auch eine eventuelle Gefahr sexualisierter Übergriffe müsste hier ermittelt werden. Darauf aufbauend müssen Maßnahmen folgen, um diese Gefahr zu minimieren. Das kann bedeuten, die Versorgung bestimmter Patienten so zu planen, dass diese nur von männlichen Pflegern betreut werden, einen Notfallplan für den Fall eines Übergriffs einzuführen oder Ansprechpartner zu benennen, an die sich Mitarbeiter*innen vertrauensvoll wenden können.

Außerdem hat der Arbeitgeber die Pflicht, seine Angestellten vor Gefahren für Leben und Gesundheit am Arbeitsplatz zu schützen. Verletzt er diese Schutzpflicht, ist er zum Schadensersatz verpflichtet, muss möglicherweise auch Schmerzensgeld zahlen. Dabei ist es nicht erforderlich, dass eine Gefahr für Leib und Leben des Angestellten auch tatsächlich eintritt, ein »arbeitsschutzwidriger Zustand« ist ausreichend. *»Sexualisierte Gewalt ist kein Thema, dem man mit dem Verhalten der Beschäftigten begegnen kann, sondern das ist ein gesamtunternehmerisches Thema«*, so Mareike Adler von der BGW. Wichtig seien technische und organisatorische Maßnahmen. Der Pflegekraft müssten Fluchtmöglichkeiten oder Rückzugsräume zur Verfügung stehen. Wer allein im Nachtdienst ist, braucht eventuell ein Notsignal-Gerät, mit dem er Hilfe rufen kann. Auch müsse klar sein, wie auf Vorfälle reagiert wird, wie sie erfasst und ausgewertet werden und wie die Betreuung der Betroffenen abläuft.

13.2.1 Gloria N.: »Am meisten verletzte mich die Reaktion meiner Kollegin«

»Seit 2014 arbeite ich in einem großen Pflegedienst im Ruhrgebiet. 2016 bekam ich einen neuen Patienten zugeteilt. In der Pflegedokumentation las ich, dass der Patient seit vielen Jahren ein Alkoholproblem hat. Der Patient hat ein Korsakow Syndrom, ist also nicht nur körperlich beeinträchtigt, sondern hat auch im Verhalten und in der Psyche massive Störungen. Das wiederum bedeutet, dass es zu starker sexueller Entgleisung kommen kann, was ihm jedoch nicht bewusst ist. In so einem Fall sollten Korsakow-Patienten von einem männlichen Pfleger versorgt werden, da sie sich aufgrund der körperlichen Konstitution besser abgrenzen können. Ich sprach mit meinem Chef darüber, aber der winkte ab und teilte meine Bedenken nicht. Das bedeutet, mein Vorgesetzter hat mich bewusst zu diesem Patienten geschickt, obwohl er um die Probleme wusste. Und er wusste von sexuellen Übergriffen. Als ich in der Wohnung des Mannes war, blockierte er die Tür, fasste mich an und versuchte, mich zu küssen. Als ich das Haus verlassen will, hält er meine Handgelenke fest. Ich kann mich losreißen und rufe

anschließend eine Kollegin an. Auf meine Bitte um Hilfe sagt sie nur: ›Das hast Du doch gewusst, dass es nicht einfach wird, das Leben ist kein Ponyhof.‹ Dass ich so etwas von einer Frau, einer Kollegin, anhören musste, hat mich am meisten verletzt. Vier Wochen später habe ich gekündigt. Wenn ich heute darüber nachdenke, frage ich mich, warum ich das noch so lange mitgemacht habe. Es ist die Verletzung der Kollegin, aber auch das nicht achtsame und absolut respektlose Verhalten des Chefs, die mich heute noch beschäftigen.«

Gloria N.*s Geschichte ist kein Einzelfall. Sexuelle Übergriffe oder sexualisierte Gewalt spielen in der Diskussion um bessere Arbeitsbedingungen in der Pflege bis heute keine Rolle. Verinnerlichen Sie noch einmal die Handlungsstrategien:

1. Selbstreflexion: »Ich höre auf meinen Bauch!«
2. »Meinem Gefühl kann ich trauen!«
3. »Kein Mensch hat das Recht, mich zu bewerten!«
4. »Ich persönlich setze meine Grenzen!«
5. »Es gibt Gesetze, die mich schützen!«
6. »Wenn der Arbeitgeber mich nicht schützt, habe ich das Recht zu klagen!«
7. Bewusstmachung: »Meine Wut ist okay!«
8. »Ich entscheide, wie viel Nähe und wie viel Distanz ich zulasse!«
9. »Keiner hat das Recht über mich zu bestimmen!«

Fazit

Erleben Sie eine sexuelle Belästigung, muss dem unbedingt eindeutig begegnet werden!

Seien Sie sich Ihres Wertes bewusst. Sie sind ein wunderbarer Mensch und haben viele Ressourcen. Wenn sich nach Gesprächen mit dem Vorgesetzten nichts verändert und sie alles versucht haben, ärgern Sie sich nicht, sondern denken Sie lösungsorientiert. Andere Unternehmen freuen sich auf Mitarbeiter*innen, die sich Ihres eigenen Wertes bewusst sind und sich abgrenzen können.

13.3 Unternehmen müssen handeln, weil immer mehr Personal fehlt

In Deutschland arbeiten rund 1,1 Millionen Menschen in Pflegediensten und Seniorenheimen. Davon sind 85 Prozent Frauen. Schauen wir uns die Arbeitsbedingungen in der Pflege an, sprechen wir vom Pflegenotstand. Durch den demografischen Wandel haben wir immer mehr alte Menschen, die gepflegt werden müssen, und es fehlt an qualifiziertem Personal. Bis zum Jahre 2030 werden ca. 300.000 Pflegekräfte fehlen, davon allein 200.000 in der Altenpflege. Das sind die Zahlen, die der deutsche Pflegerat erwartet. Krankenhausstationen, Seniorenheime oder ambulante Dienste sind schon heute chronisch unterbesetzt. Um Pflegekräfte und Menschen in sozialen Berufen zu binden, ist es wichtig, sich mit der Thematik »sexualisierte Übergriffe und Gewalt« auseinanderzusetzen. Sexualisierte Übergriffe und Gewalt gegen Pflegekräfte müssen »Chefsache« sein, sagt Mareike Adler von der BGW. *»Es muss im ureigensten Interesse der Unternehmer sein, gerade in Zeiten des demografischen Wandels und des Fachkräftemangels, Mitarbeiter zu binden, arbeitsfähig zu halten und ihren gesetzlichen Verpflichtungen als Unternehmen nachzukommen.«*

»Es fängt schon damit an, dass Vorgesetzte oder Kollegen, an die sich solche Menschen wenden, sie ernst nehmen müssten und nicht sagen: Stell dich nicht so an, das gehört zu unserem Beruf. Das hast du doch gewusst«, sagt Johanna Knüppel vom DBfK. Denn selbst wenn die Übergriffe durch demenzkranke Patienten oder solche mit Korsakow-Syndrom verübt werden, heißt das noch lange nicht, dass die Pflegekraft das einfach erdulden müsse. Auch in der Umfrage von BuzzFeed News finden sich Aussagen wie »Das gehört halt zur Krankheit« oder »Damit muss ich leben«. Diese Haltung vieler Pflegenden, Übergriffe einfach »aushalten zu müssen«, werden ihnen vielfach auch eingeredet, so Knüppel, etwa von Vorgesetzten oder von Kollegen und Kolleginnen.

Unerwünschte Annäherungsversuche sind in der Pflege häufig. Sie können zu Scham, Angst und Depressionen führen. Aber: Wie verhalten Sie sich richtig, wenn ein Patient oder eine Patientin sich Ihnen in unangemessener Form nähert? Und welche Rolle spielt das Team?

Zwischenmenschliche Begegnungen in der Pflege gehen den Beteiligten häufig emotional, aber auch körperlich sehr nahe. Sowohl die Patient*innen als auch die Pflegekräfte selbst fühlen sich dadurch manchmal überfordert. Dabei sind viele Momente schon aufgrund der gegebenen Umstände in einem Krankenhaus oder einer Senioreneinrichtung äußerst intim, wie das Waschen oder der Toilettengang. Manchmal ist es schwierig, wenn plötzlich sexuelle Signale ausgesendet werden oder es zu Anspielungen kommt. Es gibt Bewohner und Patient*innen, die immer wieder nach einem Vorwand suchen, damit die Pflegekraft sie im Intimbereich berührt. Sätze wie »Können Sie da mal nachschauen, was ich da habe ...« enthüllen oftmals den Wunsch nach sexueller Befriedigung.

13.3.1 Mara S.: »Ich war noch Tage später wütend«

Die 23-jährige Mara S. erlebte bei einer Intimpflege bei einem 74 jährigen Mann eine sexuelle Belästigung: *»Er hatte verschiedene Druckstellen am Gesäß und musste mit einer Salbe eingecremt werden. Beim Eincremen drehte er sich plötzlich um, fasste nach meiner Hand und wollte sie an seinen Penis drücken, was ich noch schnell unterbinden konnte. ›Na, gefällt Dir das Süße?‹, hat er noch gesagt. Es war so widerlich und ekelig, dass ich noch Tage später sauer und wütend war!«*

In den Seniorenhäusern und Krankenhäusern ist auffällig, dass es sehr häufig junge Pflegerinnen und Schülerinnen sind, die solche Erlebnisse haben. Ihnen fehlt oft die Berufserfahrung, sie reagieren emotional und hilflos. Deshalb ist es besonders wichtig, sie zu schützen und zu unterstützen. Leider wird bis heute das Thema »Sexuelle Übergriffe« und auch »Sexualität« immer noch tabuisiert und mit Sarkasmus oder Ironie kommentiert. Für Schüler*innen ist der erste praktische Einsatz im Seniorenheim oder im Krankenhaus eine große Herausforderung, die Durchführung der Grundpflege und Ganzkörperwaschung ist für viele Auszubildenden neu und verunsichert zunächst. Was in der Theorie vermittelt wurde, muss nun in der Praxis umgesetzt werden. Wenn es dann noch zu Situationen kommt, die irritieren, wie ein sexueller Übergriff oder verbale sexuelle Attacken, ist die

Überforderung spürbar. Diese sexuellen Annäherungsversuche vonseiten der Patient*innen sind leider sehr häufig:

- Zwei Drittel der Pflegekräfte werden mindestens einmal pro Jahr im Rahmen von intimer Pflege belästigt.
- Dabei werden – besonders junge – Frauen signifikant häufiger zum Opfer als ihre männlichen Kollegen.
- 71,2 Prozent der weiblichen Pflegenden erlebten bereits einen Übergriff, gegenüber 46,9 Prozent der männlichen Kollegen.

Pflegende sind insgesamt mehr Übergriffen und Gewalt ausgesetzt als andere Berufsgruppen. Dies führt zu weniger Berufszufriedenheit, mehr emotionaler Erschöpfung, mehr Zynismus und einem niedrigeren Level von psychischem Wohlbefinden.[15] In Extremsituationen gelingt es oft nicht, angemessen zu reagieren. Statt aktiv zu agieren, kommt es dann zu einer nicht professionellen und manchmal auch reflexartigen Reaktion. Mit hinein spielen hier die eigene Sozialisation, Charaktereigenschaften, Glaubenssätze, das eigene und erlernte Wertesystem, individuelle Grenzen, Bedürfnisse und die individuelle Einstellung zu Intimität und Sexualität. Ein Modell zu entwickeln, was hier Abhilfe verschafft, ist darum schwierig, bis fast unmöglich. Pflegekräfte, die sexuell belästigt worden sind, benötigen Lösungen, die umsetzbar sind und effektiv helfen, wie etwa der Standard »Verhalten bei sexuellen Übergriffen auf Pflegekräfte durch Patienten«.[16] Das bedeutet: Wir benötigen Lösungen und sollten Auszubildenden und Berufseinsteigern helfen, da sie im Falle von sexuellen Übergriffen eher zurückhaltend reagieren und es nicht einfach ist, Grenzverletzungen klar zu definieren. Manchmal wird ein adäquates Handeln zusätzlich erschwert.

---

[15] Vgl. Waschgler K et al. (2013): Patients' aggressive behaviours towards nurses: development and psychomotoric properties of the hospital aggressive behaviour scale-users.

[16] https://pqsg.de/seiten/openpqsg/hintergrund-sexueller-uebergriff-stat.htm

14 Hilfe nach einem Übergriff

Außerhalb von Senioreneinrichtungen und Krankenhäuser gibt es andere Orte, an denen sexuelle Übergriffe stattfinden: in der Familie, im Bekanntenkreis und in der Öffentlichkeit. Viele Frauen, die sich an das Zentrum in Frankfurt wenden, erleben sexuelle Übergriffe oftmals in erster Linie im eigenen sozialen Umfeld oder sogar daheim. Untermauert wird diese Wahrnehmung auch von der Kriminalstatistik 2014 des Polizeipräsidiums in Frankfurt. So standen 59,2 Prozent der Opfer in Beziehung zum Täter. Viele Beratungssuchende haben bereits als Kind sexuellen Missbrauch erlebt. Eine größere Gruppe von Frauen erleidet sexuelle Gewalt durch den eigenen Lebenspartner. Sexualisierte Gewalt kommt in allen sozialen Schichten vor, die Täter stammen keineswegs nur aus einfachen Verhältnissen. Es handelt sich genauso um Akademiker. Aber in besser situierten Kreisen wird oft eher auf eine Anzeige verzichtet, während es in sozialen Brennpunktgegenden eher die Nachbarn sind, die die Polizei rufen.

Nach einem sexuellen Übergriff – Das sollten Sie tun

Machen Sie sich bewusst, dass Sie als Opfer keine Schuld tragen. Das Fehlverhalten liegt auf Seiten des Täters und nicht auf Seiten des Opfers! Stellen Sie sich keine quälenden Fragen wie:

- Hätte ich mich anders kleiden sollen?
- War mein Rock nicht lang genug?
- Hätte ich nicht mehr aus dem Haus gehen sollen?

Auf solche und ähnliche Fragen gibt es nur eine Antwort:

Nach einem sexuellen Übergriff gilt stattdessen: Handeln Sie!

- Holen Sie sich sofort medizinische Hilfe.
- Sichern Sie Beweise für eine nachfolgende Anzeige.
- Besprechen Sie das Geschehen mit vertrauten Menschen.
- Bitten Sie ein Familienmitglied, eine gute Freundin etc. um Hilfe bitten, auch bei der Suche nach Beratungsstellen oder bei der Begleitung, wenn es um eine Anzeige geht.
- Erstatten Sie Anzeige bei der Polizei
- Lassen Sie sich durch einen Anwalt kompetent beraten.
- Suchen Sie eine Beratungsstelle auf.

Viele Frauen, aber auch Männer, haben die Erfahrung gemacht, dass man ihnen nicht glaubt. Das führt dazu, dass sie an sich zweifeln und das Gefühl haben, sie hätten etwas falsch gemacht. Die Erfahrung von sexualisierter Gewalt ist häufig mit Traumatisierung verbunden. Hier gilt: Je geringer die eigene Handlungsfähigkeit erlebt worden ist, desto höher ist eine Traumatisierung damit verbunden. Darum ist es so wichtig, das Erlebte professionell aufzuarbeiten, z. B. mit Hilfe eines Trauma-Therapeuten. Insbesondere der Umgang mit Schuldgefühlen ist ein bedeutendes Thema.

Hilfreich ist, wenn das soziale Umfeld mit Verständnis reagiert. Manchmal fühlen sich Freunde oder Familienmitglieder von dem erzählten sexuellen Übergriff total überfordert. Wenn Ihr direktes Umfeld anders reagiert, als

Sie es erwartet haben, hat das nichts mit Ihnen zu tun. Ihre Mitmenschen möchten sich das Thema schlicht vom Leib halten. Hier geht es in der Regel um eine Selbstberuhigung der Person, die so reagiert. Manchmal gehen auch Freundschaften auseinander oder das soziale Umfeld zieht sich zurück. Dann ist es ratsam, sich professionelle Hilfe zu holen.

14.1 Kontakte zu professionellen Ansprechpartnern

Angela Wagner vom Frauennotruf Frankfurt empfiehlt, unterschiedliche Kontakte im Handy einzuspeichern oder sich aufzuschreiben, entsprechend dem Bedürfnis der Frauen:

- Wenn die Frau die Tat direkt anzeigen möchte: Notruf der Polizei unter 110.
- Die zuständige Kripo (z. B. in Frankfurt: 069 – 755 513 08).
- Wenn Beratung gebraucht wird, um einen Überblick über ihr mögliches Vorgehen zu erhalten oder um sich auszusprechen:
  - Frauennotruf Frankfurt: 069 70 94 94
  - Bundesweites Hilfetelefon »Gewalt gegen Frauen« 08000 116 016
  - Beratungsstelle im Zentrum für Frauen der Diakonie in Frankfurt: 069 2475 149 6030
- Hilfe bundesweit
  - Hilfe bei sexueller Belästigung von Jungen: zartbitter.de
  - Wildwasser – Hilfe für Kinder, Jugendliche und Erwachsene: wildwasser.de
  - Lilith Beratungsstelle in Paderborn für Frauen und Mädchen: 05251 21311

Nach einer sexuellen Belästigung ist es zunächst hilfreich, im geschützten Rahmen mit einer verständnisvollen und kompetenten Gesprächspartnerin zu sprechen, das kann eine Kollegin, eine Vorgesetzte sein, oder bei Anzeige mit einer mitfühlenden Polizeibeamtin.

»Es gibt einen großen Handlungsbedarf, um Mädchen und Frauen vor sexueller Belästigung und vor Übergriffen zu schützen«, sagt Kirsten Langmaack, die das »Zentrum für Frauen« des Diakonischen Werks in Frankfurt leitet. Frauen,

die einen sexuellen Übergriff erlebt haben, können dort psychologische Beratungsstellen aufsuchen. Diese Angebote sind sehr wichtig, denn mehr als jede zweite Frau ist von sexueller Belästigung betroffen. *»Wenn eine Frau mit sexistischen Äußerungen beleidigt, ungewollt berührt oder gar vergewaltigt wird, dann handelt es sich dabei um unterschiedliche Formen sexualisierter Gewalt, die völlig inakzeptabel sind«*, erklärt Karin Kühn, der Arbeitsbereichsleiterin der »Diakonische Dienste« in Frankfurt.

14.2 Hilfreiche Adressen

Sie sind Opfer eines sexuellen Übergriffs geworden und brauchen dringend Rat? Bei den folgenden Adressen finden Sie schnelle Hilfe:

Hilfetelefon »Gewalt gegen Frauen«
Das Hilfetelefon »Gewalt gegen Frauen« vom Bundesamt für Familie und zivilgesellschaftliche Aufgaben bietet unter 08000 116 016 in 15 Sprachen rund um die Uhr Hilfe für Frauen, die von Gewalt betroffen sind. Auch Online-Beratungen sind möglich.
www.hilfetelefon.de

Antidiskriminierungsstelle des Bundes
Juristisch beraten lassen können sich Opfer sexueller Belästigung bei der Antidiskriminierungsstelle des Bundes unter der Hotline 030-185551855, und zwar montags von 13.00–15:00 Uhr sowie mittwochs und freitags jeweils von 9:00–12:00 Uhr. Ein Beratungsangebot gibt es auch online.
www.antidiskriminierungsstelle.de

Deutscher Ärztinnenbund
Der Deutsche Ärztinnenbund hat ein Faltblatt herausgegeben, das von sexueller Belästigung betroffenen Kolleginnen vielfältige Ratschläge gibt und Ansprechpartner auflistet: https://www.aerztinnenbund.de/downloads/5/Faltblatt_MeToo.pdf

Wer Unterstützung benötigt, um sich gegen sexuelle Übergriffe zur Wehr zu setzen, kann sich unter hilfe@aerztinnenbund.de direkt an den DÄB wenden.

frauen-gegen-gewalt

Ortsnahe Ansprechpartner können Betroffene in der Datenbank des Bundesverbandes der Frauenberatungsstellen und Frauennotrufe in Deutschland ermitteln.
www.frauen-gegen-gewalt.de

Weißer Ring

Hilfe finden Betroffene auch beim Weißen Ring (dessen Opfertelefon bundesweit täglich von 7:00–22:00 Uhr unter 116006 erreichbar ist).
https://weisser-ring.de/

Telefonseelsorge

Weitere Anlaufstellen sind die Telefonseelsorge der evangelischen und katholischen Kirche (Telefon 0800-1110111), das Muslimische Seelsorge-Telefon (Telefon 030-443509821) sowie die Caritas (www.caritas.de/hilfeundberatung/onlineberatung/onlineberatung).

15 »Sexuelle Übergriffe« als Thema im Pflegeunterricht

Das Thema »Sexuelle Übergriffe in Pflegebeziehungen« gehört ganz klar in das Curriculum der Ausbildung zur Pflegekraft. In meiner jahrelangen Zusammenarbeit mit Führungskräften, Pflegekräften, Ärzt*innen, Auszubildenden und Teams habe ich immer wieder die Erfahrung gemacht, wie wichtig es ist, sich zunächst einmal die möglichen Ursachen für Übergriffe anzuschauen. Belästigungen haben nicht nur mit Sexualität, sondern oft auch mit der Verteilung von Macht zu tun. Es gibt Patient*innen, die sich unterlegen oder ausgeliefert fühlen, wenn sie auf Hilfe angewiesen sind. Um einen Machtausgleich zu erreichen, wird ein sexueller Übergriff eingesetzt, um den Gegenüber herabzusetzen. Zur Prävention von Belästigung ist es also wichtig, Patient*innen nicht zu »entmachten«, sondern ihnen so viele Mit- und Selbstbestimmungsrechte wie möglich zu erhalten.

Ein weiterer Auslöser von Übergriffen ist oft der Mangel an Gelegenheiten, die eigene Sexualität zu leben, besonders in der Langzeitpflege. Hier könnte es unangenehmen Begegnungen mit unerwünschter Sexualität effektiv vorbeugen, wenn den Patient*innen auch im Krankenhaus ausreichend Privatsphäre zum selbstständigen Umgang mit Lust und Befriedigung zugestanden würde. Kranke Menschen sind sich unter Umständen ihrer Handlungen nicht zu jedem Zeitpunkt völlig bewusst. Besonders von Patient*innen mit Demenzerkrankungen wird wiederholt berichtet, dass diese sexuell enthemmtes Verhalten zeigen und Pflegekräfte belästigen. Aber auch bei derlei eingeschränkter Verantwortungsfähigkeit dürfen und sollen eindeutige Grenzen kommuniziert werden.

15.1 Lernen am Fallbeispiel

Das folgende Fallbeispiel und die nachfolgenden Fragen helfen Auszubildenden Unterricht, sich sensibel mit dem Thema auseinanderzusetzen: Pflegefachkraft Rita ist für die Grundpflege von Herrn Wild zuständig. Im Gespräch macht er oft anzügliche Bemerkungen. Beim ihrem letzten Besuch hat er ihr in den Po gekniffen und versucht, sie in eine Umarmung zu ziehen. Rita ist in der Situation nicht weiter auf den Vorfall eingegangen und hat ihre Arbeit schnell erledigt, um aus dem Zimmer zu kommen. Heute muss sie allerdings wieder allein zu Herrn Wild. Sie hat ein mulmiges Gefühl und überlegt, wie sie sich gegen die sexuellen Übergriffe wehren kann.

Welches typische Beziehungsmuster zeigt sich in diesem Fallbeispiel? Herr Wild übernimmt den aktiven Part, handelt im Sinne typischer Rollenmuster zwischen Mann und Frau. Rita, die weibliche Pflegekraft, ist passiv, versucht sich der Situation zu entziehen und die Begegnung zu vermeiden. Die Folge: Belastung der Pflegebeziehung. Das Thema ist unangenehm und peinlich.

Ein sexueller Übergriff ist eine sexuelle Handlung bzw. Verhaltensweise oder eine Aufforderung dazu, sowie bestimmte körperliche Berührungen, Bemerkungen sexuellen Inhalts oder das Zeigen und Anbringen von pornografischen Darstellungen.

Wie könnte sich Rita beim nächsten Besuch verhalten?

- Klärendes Gespräch mit Herrn Wild,
- Verletzungen deutlich machen,
- Herrn Wild deutliche Grenzen setzen,
- Auf eigene Intim-/Privatsphäre hinweisen,
- Gespräche mit Kolleg*innen suchen,
- Evtl. zu zweit pflegen,
- Evtl. eine andere Pflegefachkraft zu Herrn Wild schicken.

Welche Gefühle kann das Verhalten von Herrn Wild bei Rita Gruber auslösen?
- Ekel (z. B. schlechte Erfahrungen mit Männern),
- Scham (»Bin ich schuld?«),
- Wut,
- Verletzung (Intimsphäre wurde überschritten),
- Angst (sich wieder in das Zimmer des Bewohners zu begeben),
- Hilflosigkeit (Gefühl, der Situation ausgeliefert zu sein),
- Verachtung.

Warum kann das Gespräch mit Kolleg*innen hilfreich sein?
- Erzählen des Erlebnisses, dadurch Entlastung,
- evtl. weniger Scham und Ekel,
- Erfahrungsaustausch: Vielleicht haben auch andere diese Erfahrung gemacht?
- Gemeinsame Lösungen finden,
- Unterstützung durch die Kolleg*innen,
- evtl. dadurch weniger Hilflosigkeit.
- Gefühle werden nicht unmittelbar an Herrn Wild »ausgelassen«, sondern zunächst reflektiert.

Wie können Pflegefachkräfte ihre Intimsphäre wahren?
- Reflexion des eigenen Umgangs mit Nähe und Sexualität,
- Supervision,
- eindeutige Haltung den Pflegebedürftigen gegenüber,
- Schutzkleidung oder Handschuhe verwenden,
- unangenehme Arbeit mit Kolleg*innen gemeinsam durchführen.

Methoden für den Unterricht:
- Brainstorming zum Thema in Form einer anonymen Kartenabfrage, um einen sensiblen Zugang zum Thema zu bekommen
- Fragenkatalog
  - Was bedeuten Nähe und Distanz für Sie?
  - Wo sind Ihre eigenen Grenzen?
  - Wo darf Sie ein Patient oder Bewohner berühren?
- Rollenspiele zum Thema

Auszubildenden muss klar sein: Das Überspielen oder auch das Ignorieren einer solchen Situation ist nicht ratsam, weil es das Verhalten des Täters nicht ändert. Empfehlenswert ist eine praktische Herangehensweise im Rahmen der Pflegeausbildung, um die Vermeidung und auch Abwehr von sexuellen Übergriffen aufzuhalten.

Bei einem sexuellen Übergriff ist es wichtig, sich selbst keine Schuld an dem Vorfall zu geben. Man sollte seine eigenen Gefühle und Wahrnehmungen unbedingt ernst nehmen und unerwünschtes Patientenverhalten deutlich deklarieren.

Ein bis zwei kurze, prägnante Sätze sollten die Situation zunächst stoppen. Ein »Aufhören!« oder »Lassen Sie das!« kann bereits genügen. Anschließend ist es ratsam, den Raum kurz zu verlassen und sich zu sammeln. Danach kann man gestärkt zurückkehren und die Situation auflösen. An dieser Stelle sollte unerwünschtes Verhalten noch einmal konkret benannt und es sollten Anweisungen für zukünftige Begegnungen gegeben werden, z. B.: »Ich möchte nicht, dass Sie meine Brust anfassen! In Zukunft können Sie sich an meinem Arm oder dem Bett abstützen und festhalten.«

Übungen, die hier helfen:

- Rollenspiel und Auswertungen,
- Simulationen einzelner Situationen,
- gemeinsame abschließende Analysen.

15.2 Handlungsleitfaden für Berufsanfänger

Mit den Berufsjahren entwickeln Pflegende einen routinierteren Umgang mit schwierigen und grenzüberschreitenden Situationen und eine klarere Haltung. Diese Handlungsstandards gilt es weiterzugeben – an neue Mitarbeiter*innen oder Berufsanfänger*innen. So können alle Teammitglieder an einem Strang ziehen und Sicherheit bekommen.

- Gehen Sie für die Intimpflege nur in Zweierteam in ein Patientenzimmer.
- Wenn es schon zu Grenzüberschreitungen gekommen ist:
  - Gehen Sie mit einer weiteren Pflegekraft ins Zimmer und beziehen Sie klar Stellung.
  - Dokumentieren Sie den Vorfall.
- Sprechen Sie mit Vertrauenspersonen oder einer Supervisorin/einem Supervisor über den Vorfall.

16 Rückendeckung vom Team und Vorgesetzten

Unerlässlich für das Vertreten der eigenen Grenzen ist ein starkes Netz an Unterstützung. Die Betroffenen benötigen Rückendeckung, sowohl vom Team als auch vom Vorgesetzten. Ein offener Austausch in wertschätzender Atmosphäre über problematische Pflegevorfälle stärkt sowohl fachlich als auch im konkreten Folgehandeln. Eine vertrauensvolle Basis bildet die Grundlage hierfür. Fehlt diese, wird geschwiegen und verdrängt. Dabei sollte gerade in schwierigen Situationen vom Team Zusammenhalt und Einheit signalisiert werden. Durch eine klare und eindeutige Haltung können Belästigungen von vornherein vermieden oder zumindest ein Ende der Belästigungen erreicht werden.

Info

Während meiner Recherche fand ich den Standard »Verhalten bei sexuellen Übergriffen auf Pflegekräfte durch Patienten«. Eine erstaunliche Entdeckung: Wir arbeiten in der Pflege immer wieder mit Standards, wie z. B. zu Prophylaxen. Einen Standard zu dieser Thematik finde ich ganz ausgezeichnet und er kann Seniorenheimen und Kliniken dabei helfen, diese Thematik in einem Qualitätszirkel zu diskutieren und der jeweiligen Institution anzupassen: https://pqsg.de/seiten/openpqsg/hintergrund-sexueller-uebergriff.htm

Ich finde es prima, dass es diesen Standard gibt und es geht nicht darum, diesen Musterstandard zu kopieren und ins QM-Handbuch einzufügen, sondern mit dem Team oder dem Qualitätszirkel zu besprechen und den Gegebenheiten des einzelnen Unternehmens anzupassen. Wichtig ist hier die inhaltliche Beteiligung von Hausärzt*innen, da einzelne Maßnahmen vom einem Arzt/einer Ärztin angeordnet werden müssen.

Die Umsetzung eines eigenen angepassten Standards zum Thema ist jedoch ein großer Meilenstein in der Gesundheitsbranche, um das Thema zu enttabuisieren, Pflegekräfte zu schützen und dem ganzen Thema eine professionellere Bedeutung zu geben.

16.1 Prävention ist wichtig

Es bietet sich an, Sexualität in regelmäßigen Teamsitzungen und Gesprächen immer wieder zum Thema zu machen, sich auf Handlungsstandards festzulegen und Vorgehensweisen zum Schutz der Grenzen zu diskutieren:

- Ein an allen Krankenbetten obligat ausliegender Informationsfolder mit einer »Hausordnung« für Patient*innen könnte präventiv wirken.
- Supervision dient der Reflexion, Geschehenes emotional gut zu verarbeiten und für zukünftige Ereignisse gewappnet zu sein.

Gelingt die Problemlösung innerhalb des Teams nicht, kann es sinnvoll sein, externe professionelle Beratung, Intervention oder Hilfe in Anspruch zu nehmen. Es ist unabdingbar, sich auszutauschen. Nur so können Unsicherheiten abgebaut und Kompetenzen erweitert werden. Wenn man sich vom Team aufgefangen fühlt, kann das die negativen Folgen durch sexuelle Belästigungen und Übergriffe effektiv entgegenwirken.

Denken Sie daran, Sie sind nicht allein! Wenn Sie an Ihrem Arbeitsplatz sexuelle Übergriffe oder Belästigung ausgesetzt sind, gibt es Hilfen. Denn Sie haben Rechte!

16.2 Sie sind nicht allein!

In den meisten Fällen werden Vorgesetzte Ihre Sorgen und Ängste ernst nehmen und Sie unterstützen. Es gibt sicherlich, wie Sie im Buch erfahren haben, Situationen, in denen Vorgesetzte die Realität verleugnen. Entweder wollen sie nicht sehen, dass Patient*innen, Kolleg*innen die Grenzen überschreiten, oder sie haben keine Zeit und scheuen sich, das Problem anzupacken. Vielleicht ist es Vorgesetzten auch peinlich, weil sie Angst haben, einen Patienten oder Kunden zu verlieren und sie stehen dem betroffenen Mitarbeiter/der betroffenen Mitarbeiterin deshalb nicht zur Seite. Doch Sie sind nicht allein. Auch wenn Sie bei ihrem Vorgesetzten, ihrer Einrichtungsleitung oder PDL und in Ihrem Team keine Hilfe und Unterstützung finden, sind Sie auf keinen Fall wehrlos und auf sich allein gestellt:

- Arbeitsgerichte erteilen unentgeltlich oder kostengünstig Rechtsauskünfte zu Fragen des Arbeitsvertragsrechts.
- Der Berufsverband oder auch die Gewerkschaft können Ihnen Beratung und Unterstützung bieten.
- In vielen Einrichtungen gibt es einen Betriebsrat oder eine Gleichstellungsbeauftragte, an die man sich wenden kann.
- In vielen Häusern gibt es interne oder auch externe Vertrauenspersonen
- Opferhilfestellen, Notruftelefone und Frauennotrufe stehen für Sie bereit (▶ Kap. 14.2).

16.3 Lena B.: »Es ist wichtig, über sexuelle Übergriffe zu sprechen«

Lena B. arbeitet seit acht Jahren auf einer chirurgischen Station eines 300-Betten-Hauses. Sie hat bereits zum zweiten Mal mein Seminar »Sich erfolgreich wehren gegen sexuelle Übergriffe« besucht. Zum Schluss dieses Buches soll sie zu Wort kommen.

*»In den letzten Jahren habe ich viele schräge und komische Situationen auf der Station erlebt: sexuelle Übergriffe sind an der Tagesordnung, Sprüche, über die Lippen lecken, Auslegen von Pornoheften etc. Wenn ich aber merke, dass meine Grenze überschritten wird, spreche ich den Patienten sofort darauf an und überlege nicht lange. Sprüche lasse ich nicht zu, da sie meine Professionalität abwerten. Ich erlebe bei Kolleg*innen, dass sie bei sexuellen Übergriffen sehr unterschiedlich reagieren. Es ist aber so wichtig im Team, gemeinsam an einem Strang zu ziehen und einen gemeinsamen Handlungsleitfaden zu haben. In ein Zimmer zu gehen und über einen sexuellen Übergriff hinwegzusehen, bringt nichts, da sich der Patient dann im Recht fühlt und weitermacht. Manchmal merke ich bei älteren Kolleg*innen, dass sie resigniert haben bei sexuellen Übergriffen und sich zurückziehen oder versteckt aggressiv werden.*

*Es ist so wichtig, über sexuelle Übergriffe zu reden. Man darf das nicht einfach abtun. Das habe ich letztes Jahr im Seminar bei Ihnen gelernt, darum komme ich mit meinen Kolleg*innen zu einem Refresher, weil der Austausch, die Übungen, die Rollenspiele und Handlungsstrategien so wichtig sind, zum einen, weil ich wieder meine eigenen Grenzen spüre, aber auch, um einen Perspektivwechsel zu machen. Ich liebe meinen Beruf nach wie vor und würde ihn immer wieder ausüben, trotz Pflegenotstand. Es ist toll, Menschen zu begleiten, ihnen auf Augenhöhe zu begegnen und zu unterstützen. Aber ich darf mich auch abgrenzen und Nein sagen, wenn ich etwas nicht will!«*

Nachwort

Liebe Leserinnen und Leser,

sexuelle Übergriffe gegen Pflegende sind ein Tabuthema – schon jahrzehntelang. Mit diesem Buch möchte ich Menschen in der Pflege erreichen: Sie sind nicht allein mit dem Erleben von sexuellen Übergriffen. Jeder Vorfall gehört an die Öffentlichkeit, d. h. ins Team. Leitungskräfte und Vorgesetzte dürfen nicht mauern, denn keine Einrichtung kann es sich leisten, dass verunsicherte und verängstigte Mitarbeiter*innen kündigen. Vielleicht haben Sie selbst schon einmal einen sexuellen Übergriff erlebt oder beobachtet, vielleicht wussten Sie nicht, wie Sie sich verhalten sollen. Dieses Buch soll Sie dabei unterstützen, sich sicher zu fühlen in Ihrer Wahrnehmung und auf Ihren Bauch zu hören, um sich klar abzugrenzen.

Die vielen Beispiele und Interviews im Buch sollen Ihnen helfen und einen Handlungsleitfaden geben, um herauszutreten aus der Opferfalle. Denn Sie haben es in der Hand, Veränderungen vorzunehmen. Kein Mensch hat das Recht, die Grenzen eines anderen Menschen zu überschreiten. Denken Sie daran. Keiner! Und es geht ja gar nicht um große Veränderungen. Wenn Sie sich bei Kleinigkeiten abgrenzen, ist das schon ein riesiger Schritt! Darauf dürfen Sie stolz sein! Lassen Sie sich nicht beirren, wenn andere Ihnen sagen, Sie lägen falsch und seien zu empfindlich im Umgang mit sexuellen Übergriffen. Sie allein entscheiden, wo Ihre persönliche Grenze ist und Sie haben das Potenzial!

Mit vielen Tools, dem Mut-Test, der 3-Stufen Regel und vielen Handlungsleitfäden können Sie sich bewusst machen, dass Sie immer die Wahl haben, in Ihrem Leben etwas zu verändern. Sagen Sie es sich täglich: »Nicht mit mir – Raus aus der Opferfalle!« Und das gilt nicht nur für Pflegende!

Dabei wünsche ich Ihnen viel Erfolg. Sie werden es schaffen!

Literatur

Berne E (1991): Transaktionsanalyse der Intuition. Junfermann, Paderborn

Depauli C, Plaute W (2016): Sexualität und Pflegeberuf. Dissertationsschrift in Vorbereitung zur Publikation. Universität Salzburg

Depauli C (2016): Stopp! Ich möchte das nicht! https://www.bibliomed-pflege.de/sp/artikel/24000-stopp-ich-moechte-das-nicht

Gatterer G (2008): Sexualität in der Pflege. Österreichische Pflegezeitschrift, 11 (08): 13–17.

Grond E (2011). Sexualität im Alter. Brigitte Kunz, Hannover.

Koslowski G (2018): Resilienz in der Pflege – Sie sind stärker als Sie glauben. Schlütersche, Hannover.

Müller P (2018): 136 Pflegekräfte berichten gegenüber Buzzfeed News, sexuell belästigt worden zu sein. https://www.buzzfeed.com/pascalemueller/136-pflegekraefte-berichten-sexuelle-belaestigung

Schilling T (2008): Zum Verhältnis von professionsbezogenen Leitbildern in der Pflege, den subjektiven Orientierungen der Pflegenden in der ambulanten Pflege und den individuellen Handlungsstrategien im pflegerischen Berufsalltag. Dissertation, Martin-Luther-Universität Halle/Wittenberg.

Schirmer P et al. (2012): Prävention von Aggression und Gewalt in der Pflege. Schlütersche, Hannover.

Stemmer R (2001): Grenzkonflikte in der Pflege. Mabuse, Frankfurt am Main.

Waschgler, K. et al. (2013): Patients‘ aggressive behaviours towards nurses: Development and psychometric properties of the hospital aggressive behaviour scale-users. In: Journal of Advanced Nursing.

Wissenschaftliche Dienste Deutscher Bundestag (2013): Gewalt und (sexueller) Missbrauch in Pflegebeziehungen. WD 9 – 3000-141/12.

Register